Diabetes mellitus

Nährstoffe als Stoffwechselbooster?

Warum das richtige Essen helfen kann!

Diabetes mellitus

Nährstoffe als Stoffwechselbooster?

Warum das richtige Essen helfen kann!

Dr. Csilla Wolter

Impressum

ISBN: 9789403681818

Lektorat: Cornelia Caroline Funke M.A., typoscriptum medicinae Leipzig

Illustrationen: Dr. med. Csilla Wolter

Covergestaltung: Dr. med. Csilla Wolter;
Coverbild: kerdkanno-stock.adobe.com

Verlagsportal: Bookmundo Direct

Gedruckt in Deutschland

Die Deutsche Nationalbibliothek verzeichnet diese Publikation in der Deutschen Nationalbibliografie.

Wichtiger Hinweis:
Die Inhalte dieses Buches wurden von der Autorin sorgfältig erwogen, nach bestem Wissen und Gewissen zusammengestellt und geprüft. Sie dienen ausschließlich der Information und allgemeinen Weiterbildung und stellen keine ärztliche Beratung dar. Das Buch ersetzt keinesfalls die fachliche Beratung durch einen Arzt/eine Ärztin. Es darf nicht als Grundlage zur eigenständigen Diagnose und Beginn, Änderung oder Abbruch einer Behandlung von Krankheiten verwendet werden. Die Autorin übernimmt keine Haftung für Unannehmlichkeiten oder Schäden, die sich aus der Anwendung der hier dargestellten Informationen ergeben.

Vorwort

„Esst regelmäßig Vollkorn, Obst und Gemüse“, „Bewegen Sie sich mehr“ und „Sie müssen abnehmen“. Das sind Sätze, die viele Diabetiker und Diabetikerinnen zu hören bekommen. Alles gut gemeinte Ratschläge, doch zweifellos wird er oder sie denken: „Wieso soll ich das tun? Was bringt mir das? Und warum soll mir das helfen?“ Einmal ganz abgesehen davon, dass Darüberreden leichter ist, als es tatsächlich zu tun. Schließlich handelt es sich hierbei um nichts weniger, als um eine Umstellung der bisherigen Ess- und Lebensgewohnheiten.

Gesunde Ernährung rückt immer stärker in den Fokus unserer Gesellschaft. Doch was heißt „gesunde“ Ernährung genau?

Das Thema Vitamine und Nährstoffe ist in aller Munde, aber kaum einer weiß, warum Nährstoffe gebraucht werden und vor allen Dingen, was sie mit Erkrankungen zu tun haben – mit Erkrankungen im Allgemeinen und mit Diabetes mellitus im Besonderen.

Mir geht es mit diesem Buch in erster Linie darum, das Thema Nährstoffe/Vitamine bei Diabetes zu beleuchten. Ich möchte auch erklären, WIE und WARUM die empfohlenen Maßnahmen helfen können.

Ein weiteres Anliegen ist es mir zu zeigen, wie man diese Ratschläge auch in den eigenen Alltag umsetzen kann und so vom Wissen ins Handeln kommt.

Vielleicht geht es dem einen oder der anderen ja auch wie mir. Ich kann Dinge besser umsetzen, wenn ich den Sinn dahinter verstehe. Daher will ich in diesem Buch versuchen, die Stoffwechselvorgänge verständlich zu machen, insbesondere auch aufzuzeigen, wie die verschiedenen Nährstoffe im Körper wirken und wie man sich diese zu Nutze machen kann, um die Gesundheit und die Lebensqualität zu erhalten bzw. zu verbessern.

Schon vor meinem Medizinstudium habe ich mich für die Vorgänge im menschlichen Körper interessiert und bin nach wie vor fasziniert davon, wie die einzelnen Abläufe miteinander verbunden sind. Wie ein Uhrwerk, in dem ein Zahnrädchen in das andere greift, alles miteinander verknüpft und am Laufen hält. Besonders die einzelnen Nährstoffe haben mein Interesse geweckt und ich wollte immer mehr darüber wissen, wie Nährstoffe, Vitamine, Mineralstoffe etc. im Körper wirken und welchen Einfluss sie auf die Gesundheit und auch auf die Entstehung von Krankheiten haben können. Seit beinahe 20 Jahren habe ich meinen Fokus auf die Ernährung gerichtet und beschäftige mich mit dem Thema der Mikronährstoffe. Seit 2015 arbeite ich mit der personalisierten/genbasierten Ernährung.

Mit meiner Begeisterung fürs Kochen und meinem Interesse an allen Fragen der Gesundheit konnte ich die Ernährung erfolgreich mit meinem medizinischen Wissen verbinden und möchte nun diese beiden Welten in die Prävention einfließen lassen.

Trotz all des Wissens über Ernährung und Gesundheit hatte auch ich die Herausforderung Übergewicht zu meistern. Ich habe selbst erfahren, wie Theorie und Praxis sich im Weg stehen können und wie schnell der Alltag alle guten Vorsätze über den Haufen werfen kann.

Daher spreche ich hier nicht nur aus einem rein theoretischen Wissen heraus, sondern auch aus der persönlichen Erfahrung. Ich möchte weitergeben, was mir geholfen hat, die Theorie auch in meinen Alltag umzusetzen und damit mein Übergewicht nachhaltig in den Griff zu bekommen, ohne zu hungern und ohne Jo-Jo-Effekt.

Ich möchte zeigen, dass Genuss und Gesundheit sich keinesfalls ausschließen und dass gesunde Ernährung nicht zwangsläufig Verzicht bedeuten muss.

Ich hoffe, dass ich die Zusammenhänge verständlich machen, das Verständnis für das WIE und WARUM wecken und zusätzlich praktikable Tipps für die Umsetzung geben kann. Ich würde mich freuen, wenn ich damit dem einen oder der anderen eine Hilfe sein kann.

Ich wünsche viel Spaß beim Lesen und viel Erfolg beim Umsetzen.

Herzliche Grüße Ulm, im Dezember 2022

Dr. Csilla Wolter

Inhalt

Abkürzungsverzeichnis

AGE	advanced glycation endproducts (Verzuckertes Eiweiß)
AMD	Altersabhängige Makuladegenration
ATP	Adenosin Triphosphat
BfR	Bundesinstitut für Risikobewertung
BMI	Body Mass Index
BVE	Bundesvereinigung der Deutschen Ernährungsindustrie
CRP	C-Reaktives Protein
DGE	Deutsche Gesellschaft für Ernährung e.V.
DHA	Docosahexaensäure
DNA	Desoxiribonukleinsäure (Erbsubstanz)
EPA	Eicosapentaensäure
GALT	gut associated lymphoid tissue (Darmassoziiertes lymphatisches Gewebe)
GTF	Glucosetoleranzfaktor
HDL	high density lipoprotein
Holo-TC	Holotranscobalamin
HSL	hormonsensitive Lipase
IF	intrinsic factor
IL-6	Interleukin-6
MAC	microbiota accessible carbohydrates
ng/ml	nanogramm pro mililiter
nm	nanometer
NRV	nutrient reference values
NVS II	Nationale Verzehrstudie II
SCFA	short chain fatty acids
TNF-α	Tumornekrosefaktor alpha
TPP	Thiaminpyrophosphat
UPF	ultraprocessed food
VLDL	very low density lipoprotein
ZNS	zentrales Nervensystem
µg/l	mikrogramm pro liter

Diabetes mellitus und die Nährstoffe

1 Einleitung

Du hast erhöhte Blutzuckerwerte oder bereits einen diagnostizierten Diabetes mellitus? Du fühlst Dich müde und schlapp, antriebslos und ohne Energie? Deine Blutzuckerwerte lassen sich schlecht einstellen? Bluthochdruck und hohe Blutfette machen Dir zu schaffen?

Du fragst Dich, warum Dir die von Deinem Hausarzt, Deiner Hausärztin angeratene Gewichtsreduktion helfen soll? Und wie Du das um alles in der Welt erreichen sollst?

Dann ist es an der Zeit, über die Ernährung nachzudenken – Gut, das ist nichts Neues, sagst Du Dir. Dass Du beim Diabetes darauf achten sollst, was Du isst, das weißt Du schon.

Aber hast Du Dir schon einmal Gedanken darüber gemacht, *was* Du und *wie* Du isst? Kannst Du Dir vorstellen, dass die Nährstoffe einen großen Einfluss auf Deinen Blutzucker und Dein Befinden, auf Deine Lebensqualität insgesamt haben?

Ich zeige Dir den Zusammenhang zwischen der Ernährung und dem Diabetes mellitus, beleuchte die Nährstoffe näher und erkläre, welchen Effekt das Vorhandensein oder das Fehlen von Nährstoffen auf den Krankheitsverlauf und auf Deine Lebensqualität haben kann.

Mein Anliegen ist es, zu zeigen, wie jeder/jede einzelne leicht auf seine Gesundheit Einfluss nehmen kann und anschaulich zu machen, warum die empfohlenen Maßnahmen wirken können. Ich möchte Dich begleiten und Dir zeigen, dass Gesundheit nicht allein Verzicht bedeutet und Dir Möglichkeiten an die Hand geben, wie Du Dein eigenes Gleichgewicht finden kannst – im wortwörtlichen als auch im übertragenen Sinne auf Stoffwechselebene.

Dabei ist es mir wichtig zu betonen, dass die Nährstoffe nicht als Ersatz für Medikamente dienen und dass dieses Buch den ärztlichen Rat nicht ersetzen kann und soll. Dein behandelnder Arzt/Deine behandelnde Ärztin kennt Dich und Deine Beschwerden am besten. Die Diagnostik, die Erfahrung und das ärztliche Wissen können nicht durch allgemeine Ratschläge ersetzt werden.

Diese Tipps können und sollen nicht mit der notwendigen schulmedizinischen Therapie konkurrieren, sondern sie durch eine gesunde

Ernährung und Lebensführung sinnvoll ergänzen. Sie sollen Dir zeigen, wie Du dazu beitragen kannst, zusammen mit Deinem behandelnden Arzt/Deiner behandelnden Ärztin, für Deine Gesundheit einzustehen und wie Du eine möglichst hohe Lebensqualität erhalten kannst.

In der Ansprache habe ich mich für das „Du" entschieden. Für mich bedeutet ein „Du" Sprechen auf Augenhöhe, respektvolle Vertrautheit und Nähe. Hier das „Sie" zu benutzen, empfände ich als unnötig distanziert, weniger empathisch und vor allem deutlich kühler. Da uns aber dieses Thema verbindet, erlaube ich mir, alle mit Hochachtung und Respekt zu duzen.

Beim Schreiben habe ich mich gegen die konsequente Anwendung einer geschlechtergerechten Sprache entschieden. Dies sollte bitte nicht als Missachtung gewertet werden, sondern dennoch alle hochachtungs- und respektvoll einbeziehen. Es soll einer leichteren Lesbarkeit des Textes Rechnung tragen und damit auch den Umgang mit dem mitunter schwierigen Zusammenhang des Inhalts vereinfachen.

Als Erstes werde ich auf die einzelnen Nährstoffe eingehen, insbesondere auf deren Rolle im Stoffwechsel, vornehmlich beim Diabetes mellitus. Dieser Teil wird wahrscheinlich etwas wissenschaftlich anmuten, dennoch ist es mir wichtig, dabei in die Tiefe

zu gehen. Ich gehe über das übliche „esst mehr Obst und Gemüse“ hinaus und erkläre die Zusammenhänge zwischen dieser Ernährung und deren Wirkung auf den Stoffwechsel, die Erkrankung und die Gesundheit.
Im weiteren Verlauf des Buches kannst Du sicher bereits Bekanntes entdecken. Dann geht es um die Ernährung im Allgemeinen, um Nahrungsmittel, Essenszeiten und auch darum, was die Darmgesundheit mit dem Diabetes zu tun hat. Ich gebe Dir Tipps, wie Du die Ernährungsumstellung bewältigen und wie Du Gewohnheiten hinterfragen und modifizieren kannst.

Mein Ziel ist es, Dir die Abläufe des Stoffwechsels und die Funktion der Nährstoffe näherzubringen und Dir zu zeigen, wie Du selbst viel für Deine Gesundheit tun kannst.

Ich will Dir in diesem Buch näher bringen, wie Du mit dem richtigen Essen den Erkrankungsverlauf und damit auch Deine Lebensqualität verbessern kannst und wie Du die Tipps in Deinem Alltag umsetzen kannst.

Lass‘ uns also loslegen!

1.1 Diabetes - die schleichende Gefahr

Diabetes entwickelt sich meist schleichend, erst nach und nach. Oft merken es die Betroffenen gar nicht und die Diagnose wird als Zufallsbefund bei einer ärztlichen Routineuntersuchung gestellt. Der beginnende Diabetes verursacht häufig erst einmal keine typischen Beschwerden. Allenfalls vielleicht eine vermehrte Abgeschlagenheit, ein größeres Durstempfinden und entsprechend größere Harnmengen. Manchmal fällt der Diabetes auch erst auf, wenn Wunden nicht mehr richtig heilen wollen, dann ist die Erkrankung aber bereits schon fortgeschritten.

Zu Beginn kann ein erhöhter Blutzuckerwert noch vom Körper kompensiert werden. Im weiteren Verlauf jedoch fällt diese Kompensationsmöglichkeit dem Organismus immer schwerer, der Zucker kann nicht mehr ausreichend aus dem Blut in die Zellen geschafft werden und verursacht dann über die Zeit hinweg die typischen diabetischen Folgeerkrankungen.

Wird der Diabetes nicht behandelt, können die Folgeschäden massive Auswirkungen auf die Lebensqualität haben, ja im schlimmsten Fall sogar die Lebenszeit verkürzen.

1.2 Diabetes in Zahlen

Diabetes mellitus ist eine der häufigsten und im Hinblick auf die hohe Anzahl an Begleit- und Folgeerkrankungen *die* bedeutsamste Stoffwechselerkrankung überhaupt.

- Deutschland:
  - ⇨ Es leben aktuell mehr als 8,5 Millionen Menschen mit Diabetes in Deutschland (Stand Januar 2022). Nach Expertenschätzungen könnte aufgrund einer allgemein höheren Lebenserwartung und bei weiter steigender Neuerkrankungsrate die Zahl der Diabetesfälle bis zum Jahr 2040 auf bis zu 12 Millionen ansteigen.
  - ⇨ Es gibt eine hohe Dunkelziffer: Zusätzlich zu den schon bekannten Diabeteserkrankungen gibt es etwa weitere 2 Millionen Menschen, die von ihrer Erkrankung noch nicht wissen.
  - ⇨ Bis zur ersten Diagnose leben Betroffene etwa 8 Jahre lang mit einem unentdeckten Diabetes.
  - ⇨ Das mittlere Alter bei der Diagnose Diabetes Typ 2 liegt in Deutschland derzeit bei Männern bei 61 Jahren und bei Frauen bei 63 Jahren.

- Weltweit:
  - ⇨ Laut dem Diabetes-Atlas der Internationalen Diabetes-Föderation aus dem Jahr 2019 leben weltweit 463 Millionen Menschen mit Diabetes (ohne Unterscheidung der Diabetestypen).
  - ⇨ Die Häufigkeit an Diabeteserkrankungen nimmt weltweit zu. Bis 2045 wird die Zahl der Erkrankten Schätzungen zufolge auf 700 Millionen anwachsen.
  - ⇨ Die meisten Menschen mit Diabetes leben in China, Indien und den USA – Deutschland liegt im internationalen Vergleich auf Platz 8 (Diabinfo- das Diabetesinformationsportal, 2022).

- Ursachen:
  - ⇨ Die wichtigsten Ursachen für Typ-2-Diabetes sind familiäre Veranlagung, zu wenig Bewegung und Übergewicht.
  - ⇨ Mehr als 90 % der Menschen mit Diabetes Typ 2 sind übergewichtig.
  - ⇨ Zwei Drittel der Männer (67 %) und mehr als die Hälfte der Frauen (53 %) haben ein zu hohes Körpergewicht. Etwa ein Viertel (23 % der Männer bzw. 24 % der Frauen) ist stark übergewichtig (adipös).

⇨ Das Risiko, an Typ-2-Diabetes zu erkranken, steigt bereits ab einem Body-Mass-Index (BMI) von 27 um 100 % an.

- Therapie:
  - ⇨ Bei etwa 60 000 Hausärzten/Hausärztinnen deutschlandweit betreut statistisch gesehen jeder/jede etwa 100 Patienten mit Diabetes.
  - ⇨ Etwa 50 % der Menschen mit Typ-2-Diabetes könnten ohne Medikamente gut behandelt werden, z. B. durch Ernährungsumstellung, Gewichtsabnahme, spezielle Schulungen und Bewegung.
  - ⇨ Etwa 40–50 % der Menschen mit Typ-2-Diabetes erhalten blutzuckersenkende Tabletten.
  - ⇨ Mehr als 1,5 Millionen Typ-2-Patienten werden mit Insulin behandelt.

- Kosten:
  - ⇨ Die Kosten für Diabetes und ihre Folgen betrugen laut Bericht des Robert-Koch-Instituts (RKI) bereits im Jahr 2009 in Deutschland 21 Milliarden €/Jahr. Die indirekten Kosten, wie etwa durch Arbeitsausfälle, sind darin nicht enthalten.

- ⇨ Etwa zwei Drittel der Kosten einer Diabetesbehandlung entfallen auf die Therapie diabetischer Folgeerkrankungen.
- ⇨ Jeder zehnte Euro der Gesundheitsausgaben in Deutschland wird für die direkten medizinischen Kosten des Typ-2-Diabetes verwendet.

- Begleit- und Folgeerkrankungen:
  - ⇨ Diabetes Typ 2 wird im Schnitt acht bis zehn Jahre zu spät diagnostiziert.
  - ⇨ Begleit- und Folgeerkrankungen des Diabetes mellitus vermindern die Lebensqualität und die Lebenserwartung.
  - ⇨ Es werden jedes Jahr 40 000 Amputationen wegen Diabetes durchgeführt.
  - ⇨ Jedes Jahr erblinden 2000 Menschen neu durch Diabetes.
  - ⇨ 30–40 % der Menschen mit Diabetes haben Nierenschäden. Es gibt mehr als 2000 Patienten pro Jahr, die durch Diabetes neu dialysepflichtig werden.
  - ⇨ Diabetes erhöht das Schlaganfallrisiko um das Doppelte bis Dreifache.
  - ⇨ Jede Stunde sterben drei Menschen an Diabetes.

Quelle: (Diabinfo- das Diabetesinformationsportal, 2022); (Deutsche Diabetes Hilfe, 2022)

Das Gesundheitsinteresse ist riesengroß,
das Gesundheitswissen ist mäßig,
das Gesundheitsverhalten ist miserabel.

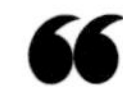

(Christian Morgenstern)

Obwohl das Wissen und der medizinische Fortschritt über die Jahre gewachsen sind, steigt die Zahl der Neuerkrankungen weiter an. Auch die Informationsmöglichkeit jedes und jeder Einzelnen hat sich im Zeitalter des Internets deutlich verbessert und dennoch fällt es schwer, die Informationen richtig einzuordnen und die Empfehlungen umzusetzen.

Du bist der Erkrankung dennoch nicht hilflos ausgeliefert. Wird der Diabetes rechtzeitig diagnostiziert, kann man noch gegensteuern und den Erkrankungsverlauf verzögern, im besten Fall sogar verhindern, zumindest aber die Lebensqualität verbessern. Aber: dabei ist Deine Mitarbeit gefragt, denn es geht hier um nichts weniger, als um die Umstellung der bisherigen Ess- und Lebensgewohnheiten.

Warum diese Umstellung wichtig ist, um den Erkrankungsverlauf und damit auch Deine Lebensqualität zu verbessern und wie sie angegangen werden kann, das will ich Dir im weiteren Verlauf näherbringen.

1.3 Diabetes mellitus – Das Leid(en) mit dem Zucker

Die Behandlungserfolge bei Diabetes haben sich in den letzten Jahren verbessert, dennoch sind die Beeinträchtigungen durch die Erkrankung vielfältig und die Einschnitte in die Lebensqualität weiterhin tief.

Nicht nur das Sterberisiko verdoppelt sich im Vergleich zu Stoffwechselgesunden objektiv, auch das subjektive Befinden der Menschen mit Diabetes ist beeinträchtigt. Sie fühlen sich körperlich, aber auch psychisch kränker. Menschen im mittleren Alter verlieren durch die Erkrankung im Durchschnitt zehn in Gesundheit verbrachte Lebensjahre.

Insbesondere durch die durch den Diabetes mellitus verursachten Folgeerkrankungen kommt es zu individuellen körperlichen und psychischen Belastungen und einem unter Umständen weiter fortschreitenden Verlust von Lebensqualität.

Etwa jeder siebte von Diabetes Betroffene muss mit einer Nervenschädigung (diabetische Polyneuropathie) rechnen. Über 15 % aller Personen mit Diabetes mellitus leiden unter einer chronischen Nierenschwäche (Niereninsuffizienz). Über ein Drittel der Menschen mit Diabetes leidet unter Begleiterkrankungen des Herz-Kreislauf-Systems wie etwa Herzinfarkt, Herzinsuffizienz oder Schlaganfall. Damit sind Diabetiker und Diabetikerinnen mehr als doppelt so häufig gefährdet, Herz-Kreislauf-bedingte Erkrankungen zu erleiden, wie Menschen ohne Diabetes.

Depressionen bei Erwachsenen mit Diabetes liegen doppelt so häufig vor als bei Erwachsenen ohne Diabetes. Frauen sind zweieinhalbmal häufiger betroffen. Bei über 80-jährigen Diabetikern kämpft ein Viertel von ihnen mit den Symptomen einer Depression.

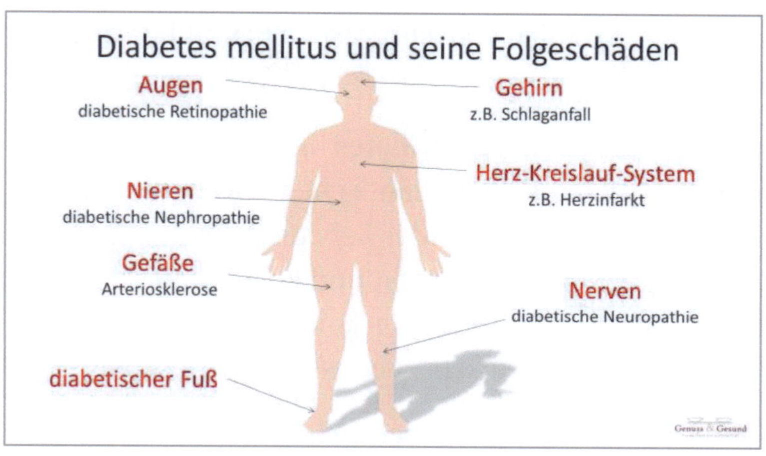

Abbildung 1: Diabetes mellitus und seine Folgeschäden [Quelle: nach (Gröber, Mikronährstoff-Beratung Indikationen - Ein Arbeitsbuch, 2020)]

Gemäß einer aktuellen Studie des Deutschen Diabetes-Zentrums ist das Risiko für Folgeerkrankungen aber nicht nur beim manifesten, sondern bereits bei einer Vorstufe des Diabetes mellitus (Prädiabetes) erhöht. In den Ergebnissen zeigte sich, dass das höhere Risiko für Herz-Kreislauf-Erkrankungen, Schlaganfall, Nieren- und Krebserkrankungen bereits beim Prädiabetes vorhanden ist (Schlesinger , Neuenschwander, Barbaresko, & Lang, 2022). Damit es also erst gar nicht soweit kommt, sollten Betroffene spätestens zu diesem Zeitpunkt damit beginnen, ihren Lebens- und Ernährungsstil zu verändern. Vorsorge und eine gute Therapie können nicht nur das persönliche Leid reduzieren, sondern mindern auch die finanziellen

Ausgaben, die solch eine chronische Erkrankung mit sich bringt.

Faktoren, die zu einem Diabetes mellitus Typ 2 führen können, sind neben der genetischen Voraussetzung vor allen Dingen ein ungesunder Lebensstil wie Überernährung, Übergewicht und körperliche Inaktivität. Die genetische Veranlagung lässt sich nur bedingt beeinflussen, der Lebensstil jedoch schon.

Der wirksamste Weg, Übergewicht und ernährungsbedingten Krankheiten wie z. B. Diabetes Typ-2 vorzubeugen, ist neben der Änderung des Lebensstils (Bewegung, Essverhalten) vor allem die Stärkung des/der Einzelnen im Wissen und Verstehen, in Bildung und Aufklärung und vor allen Dingen im Umsetzen des Gelernten.

Durch Änderungen in Ernährung und Lebensstil, durch Gewichtsverlust und mehr Bewegung lässt sich einem Typ-2-Diabetes nicht nur vorbeugen, sondern er ist in manchen Fällen mitunter auch rückgängig zu machen.

Mit Stärkung der Gesundheitskompetenz könnte sich die Zahl der Diabetesneuerkrankungen senken lassen – darauf deuten aktuelle positive Entwicklungen etwa in den USA, Kanada und Großbritannien hin (Diabinfo-das Diabetesinformationsportal, 2022).

Das Wissen, das Wollen und das Tun gehen bei der Prävention Hand in Hand.

Dabei bist Du nicht hilflos Deinem Stoffwechsel und seinen Kapriolen ausgeliefert. Du kannst selbst etwas dafür tun, damit es gar nicht erst soweit kommt.

Und das ist die gute Nachricht: Du musst nicht tatenlos zusehen, sondern Du kannst aktiv in das Geschehen eingreifen. Und Du benötigst dazu auch nicht irgendwelche ausgefallenen, teuren, exotischen Hilfsmittel. Nein. Es sind diejenigen Dinge, die du jeden Tag bei der Hand hast:

Dein Essen, Deine Lebensführung, Deine Bewegung.

Zugegeben, das sind Dinge, deren Änderung nicht leichtfällt. Aber mit dem Wissen, dem Wollen und vor allen Dingen dem TUN lässt sie sich bewältigen. Und das kannst auch Du!

Vor allem auch, wenn Du erfährst, dass Du nicht von jetzt auf gleich Dein gesamtes Leben, Deine lieb gewonnenen Rituale und Gewohnheiten, Dein komplettes Essverhalten vollständig auf den Kopf stellen musst – denn das macht man nicht so einfach mal nebenher, und das macht Angst. Sondern, indem Du lernst, wie Dein Körper tickt und an welchen der Stellschrauben Du drehen kannst, damit sich die vielen ineinandergreifenden Zahnräder in Deinem Stoffwechsel wieder ohne zu haken drehen können.

Es geht darum, Dir Gesundheit und Lebensqualität so lange wie möglich zu erhalten und langfristig, Schritt für Schritt die eine oder andere schlechte Gewohnheit und eventuell schädliches Essverhalten umzudrehen. Du musst also nicht verzichten, sondern lediglich austauschen.

Lass' uns also zunächst einmal anschauen, was eigentlich „Stoffwechsel" bedeutet, wie der Diabetes entsteht, wie der Körper den Blutzucker reguliert, welchen Einfluss Entzündungsfaktoren haben können und welche Nährstoffe der Körper braucht, um die Regulation des Blutzuckers bewerkstelligen zu können.

2 Was heißt „Stoffwechsel"?

Diabetes mellitus gehört zu den Stoffwechselerkrankungen. Er bezeichnet eine Erkrankung, die die Kohlenhydrat-Verstoffwechselung betrifft und mit erhöhten Blutzuckerwerten einhergeht. Eines der Symptome, die Ausscheidung von Zucker über den Urin, gab der Erkrankung den Namen. Der Begriff Diabetes mellitus heißt so viel wie: honigsüßer Durchfluss.

Doch was heißt „Stoffwechsel" überhaupt?

Vereinfacht dargestellt bedeutet Stoffwechsel die Umwandlung von Nahrungsenergie in Körperenergie und den Umbau von Nahrungsstoffen in Körperbestandteile wie z. B. in Zellen, Hormone etc. Diese Umwandlungen sind biochemische Vorgänge, die in den Körperzellen stattfinden. Sie beinhalten den Ab-, Um- und Aufbau von Stoffen. Von Grundsubstanzen (Rohstoffen) in Endprodukte und von (Schad-)Stoffen in Ausscheidbares.
Eine Abnahme von Grundsubstanzen im Stoffwechsel und damit auch den Abfall der Energiereserven, zeigt uns der Körper mit „Hunger" an. Dieses Hungergefühl führt dazu, dass wir uns auf die Suche nach etwas Essbaren machen und dem Körper wieder Nahrung und Energie zuführen.

Der Stoffwechsel ist ein komplexes Netzwerk, indem eine Aktion in die andere greift, wie ein Zahnrädchen in das andere.
Dabei können die abgebauten Endsubstanzen aus der einen Reaktionskaskade in einer weiteren Reaktion wiederum als Ausgangssubstanz dienen für den Aufbau anderer Stoffe. Oder sie werden direkt für die Ausscheidung zugerichtet.

Damit diese Umwandlungen überhaupt durchgeführt werden können, sind Enzyme erforderlich. Enzyme sind diejenigen Helfer, die die jeweiligen chemischen Prozesse in den Zellen durchführen, lenken oder beschleunigen.
Zum besseren Verständnis könnte man die Enzyme mit Werkzeugen vergleichen. Um Dinge zu zerkleinern oder zusammenzufügen, werden Werkzeuge benötigt.
Damit die Werkzeuge ihre Arbeit verrichten können, benötigen manche von ihnen kleine Schräubchen, die die einzelnen Werkzeugteile zusammenhalten. Nehmen wir zum Beispiel die zwei Hälften einer Schere.
Und so, wie die Werkzeuge dieses kleine Schräubchen brauchen, damit sie tun können, was sie sollen, so brauchen auch die Enzyme im Körper sogenannte Coenzyme. Diese Coenzyme sind die Mikronährstoffe wie Vitamine, Mineralstoffe und Spurenelemente. Sie bewirken, dass die Enzyme aktiviert werden und ihrer Arbeit nachgehen können. Dazu später mehr.

Im Stoffwechsel gibt es verschiedene Reaktionstypen. Die eine Reaktion dient dem **Abbau** von Substanzen zu einfacheren Stoffen. Diese werden **katabole Reaktionen** genannt. Diese abbauenden (katabolen) Reaktionen liefern Energie.
Diese Energie wird wiederum für den **Aufbau** benötigt, dem Aufbau von körpereigenen Stoffen aus einfacheren Bausteinen. Diesen Vorgang nennt man **anabole Reaktion**. Der Aufbau verbraucht Energie. Damit diese Prozesse stattfinden können, muss also Energie zugeführt werden. Diese erforderliche Energie nimmt sich der Körper aus den verschiedenen Stoffwechselwegen.

Wann muss ein Abbau, wann ein Umbau oder Aufbau stattfinden? Welcher Schritt wann erfolgen muss, wird durch ein komplexes Zusammenspiel von Regelmechanismen gesteuert.
So wird beispielsweise die Produktion von bestimmten Hormonen über einen Rückkopplungsmechanismus gedrosselt, wenn Sensoren feststellen, dass bereits ausreichend Hormon vorhanden ist. Aber auch diese Sensoren sind nicht einfach nur da, selbst sie muss der Körper erst herstellen und dafür braucht er – Du ahnst es schon –, eben wieder die Grundbausteine und Enzyme.
Damit der Stoffwechsel laufen kann, benötigt er nicht nur die Werkzeuge (Enzyme und Coenzyme), sondern

natürlich auch Substrat. Also diejenigen Rohstoffe, aus denen im Körper wieder neue Stoffe entstehen können. Diese Grundsubstanzen nehmen wir mit unserer Nahrung zu uns in Form der Makronährstoffe wie Kohlenhydrate, Eiweiße und Fett. Aus deren Verstoffwechselung wiederum wird dann diejenige Energie gewonnen, die für den Aufbau körpereigener Strukturen benötigt wird.
Und so wie ein Ofen nur dann Wärme liefern kann, wenn Brennstoff hinzugefügt wird, so kann auch der Stoffwechsel nur rund laufen, wenn ihm genügend Grundsubstanzen zur Verfügung stehen.
Sind diese Grundsubstanzen nicht in ausreichender Menge vorhanden, kommt der Stoffwechsel ins Stocken. Die Lieferketten sind gestört, mit der Folge, dass wegen der fehlenden Grundsubstanzen (Makronährstoffe) nicht ausreichend Endprodukte (z. B. Hormone) hergestellt werden können.
Fehlen hingegen die Mikronährstoffe, wie Vitamine und Spurelenelemente, dann fehlen die notwendigen Coenzyme für die Aktivierung der Enzyme. Es fehlen also die „Schräubchen" für den Zusammenhalt der Werkzeuge. Mit der Folge, dass die Enzyme nicht richtig funktionieren und ihre Aufgaben nicht erfüllen können. Die Werkzeuge sind nicht funktionstüchtig und können somit die Grundsubstanzen nicht um-, auf- oder abbauen.

Um Dir die Vorgänge im Stoffwechsel vorstellen zu können, greifen wir nochmal das Beispiel mit dem Werkzeug auf.

Stelle dir eine Fabrik mit einer langen Produktionsstraße am Fließband vor. Auf der linken Seite des Fließbandes lagert der Rohstoff. Auf dem Fließband sind zahlreiche Werkzeuge zu finden, die nach und nach aus dem Rohstoff in vielen Einzelschritten das fertige Endprodukt herstellen.

Das gewünschte Endprodukt wird am rechten Ende des langen Fließbandes gelagert und von dort an seine Bestimmungsorte weitertransportiert, wo es benötigt wird.

Nun stelle Dir folgende Szenarien vor: Es wird zu wenig Rohstoff geliefert. Oder: Eines oder mehrere der Werkzeuge am Fließband funktionieren nicht. Was passiert in diesen Fällen am rechten Ende des Fließbandes mit dem benötigten Endprodukt? Richtig. Es ist zu wenig davon da.

Genau dieselbe Bild mit dem Fließband und den Werkzeugen kannst Du Dir auch für die abbauenden Prozesse vorstellen, nur eben in anderer Richtung. Ein komplexes Produkt wird in seine Einzelteile zerlegt. Sind die dazu notwendigen Werkzeuge nicht funktionstüchtig, kann das Produkt nicht zerlegt und abgebaut werden. Mit der Folge, dass es sich anstaut und ggf. Schaden anrichten kann.

Vereinfacht gesagt gibt es also zwei Gründe, warum der Stoffwechsel ins Stocken geraten kann:

- Es gibt zu wenig Grundsubstanzen für den Aufbau (Makronährstoffe).
- Es gibt zu wenig Coenzyme (Mikronährstoffe), die die Funktion der Enzyme sicherstellen.
    - Das bedeutet, dass entweder Substanzen nicht aufgebaut werden können – dann fehlt das Endprodukt (z. B. Rezeptoren, Hormone),
    - oder aber, dass (Schad-)Stoffe nicht abgebaut werden können (z. B. Homocystein).

Als einen weiteren Grund für einen nicht funktionierenden Stoffwechsel wäre zu nennen, dass Rezeptoren nicht auf vorhandene Überträger-substanzen ansprechen. Ein Beispiel hierfür ist die Insulinresistenz beim Typ-2-Diabetes.

All dies führt also dazu, dass die Stoffwechselwege gestört sind. Langfristig äußern sich diese Störungen in Erkrankungen, die zum Teil auch erst nach Jahrzehnten sichtbar werden.

3 Entstehung des Diabetes (Pathophysiologie)

Nach einer Mahlzeit mit Kohlenhydraten steigt die Zuckerkonzentration im Blut an. Der Grund dafür ist, dass die Kohlenhydrate während der Verdauung in ihre einzelnen Komponenten zerlegt werden, bis hin zu den Zuckermolekülen (Glucose), welche dann ins Blut aufgenommen werden. Normalerweise wird der erhöhte Blutzucker rasch wieder in den Normalbereich abgesenkt, indem der Zucker in die Zellen geschafft wird. Für dieses Einschleusen der Zuckermoleküle in die Zellen wird das Hormon Insulin benötigt, welches in der Bauchspeicheldrüse produziert wird.

Diabetes, auch Zuckerkrankheit genannt, wird durch einen absoluten oder relativen Mangel an Insulin hervorgerufen. Insulin ist, wie oben schon beschrieben, das Hormon, welches den Zuckerstoffwechsel regelt und die Blutzuckerwerte senkt, indem es die Glucose in die Zellen des Körpers einschleust.

Je nach Ursache werden mehrere Typen von Diabetes unterschieden. Stark vereinfacht und am Gängigsten ist die Unterteilung in einen Typ-1- und einen Typ-2-Diabetes.

3.1 Diabetes mellitus Typ 1

Der Typ-1-Diabetes-mellitus (engl. "insulin dependent diabetes mellitus", IDDM), früher auch jugendlicher oder juveniler Diabetes genannt, zeichnet sich durch einen absoluten Mangel an Insulin aus. Die ß-Zellen der Bauchspeicheldrüse, die für diese Hormonproduktion zuständig sind, sind nicht mehr in der Lage, ausreichend Insulin herzustellen. Auslöser dafür kann eine Autoimmunerkrankung sein. Die Patienten sind zwingend auf eine Insulinzufuhr von außen angewiesen. Etwa 10 % der Erkrankten sind vom Typ-1-Diabetes betroffen.

3.2 Diabetes mellitus Typ 2

Dieser Typ wird auch "non insulin dependent diabetes mellitus" (NIDDM) genannt. Früher wurde er oft auch als Altersdiabetes bezeichnet. Es ist die häufigste Form des Diabetes, etwa 90 % der Erkrankten sind vom Typ-2-Diabetes-mellitus betroffen.

Dieser Diabetestyp zeichnet sich durch einen relativen Insulinmangel aus. Die Bauchspeicheldrüse selbst ist zwar noch in der Lage, Insulin zu produzieren, jedoch sprechen die Organe/Zellen nicht mehr auf das Insulin an. Man spricht hierbei auch von einer Insulinresistenz.

Sehr viele Patienten mit Diabetes Typ 2 sind übergewichtig, laut Statistik mehr als 90 %.

Übergewicht wird als wichtige, wenn auch nicht alleinige Ursache für die Entstehung eines Diabetes mellitus angesehen. Dabei spielen Faktoren wie Bewegungsmangel und das Missverhältnis von Energiezufuhr und Energieverbrauch eine Rolle. Inzwischen weiß man, dass das Fettgewebe vor allem im Bauchraum, das sogenannte viszerale Fettgewebe, selbst auch Botenstoffe und Hormone ausschütten kann. Diese Stoffe können zu einer Entzündung im Körper führen, die oft nicht als solche erkannt wird, weil sie nicht mit den typischen Entzündungszeichen einhergeht. Man spricht hierbei auch von einer stillen Entzündung (engl. "silent inflammation"). Es wird angenommen, dass diese Entzündung ebenfalls einen großen Einfluss auf die Entstehung und Aufrechterhaltung des Diabetes mellitus hat. Zu den Entzündungsfaktoren gehören IL-6 (Interleukin 6) und TNF-α (Tumornekrosefaktor α). Durch die Freisetzung dieser entzündungsfördernden Botenstoffe aus dem Bauchfett wird das Ansprechen des Körpers auf das eigene Insulin vermindert. Es entsteht eine Insulinresistenz, das heißt die Organe und Zellen reagieren nicht mehr auf das vorhandene Insulin. In der Folge kann der Zucker aus dem Blut nicht mehr in die Zellen eingeschleust werden, der Blutzuckerspiegel steigt.

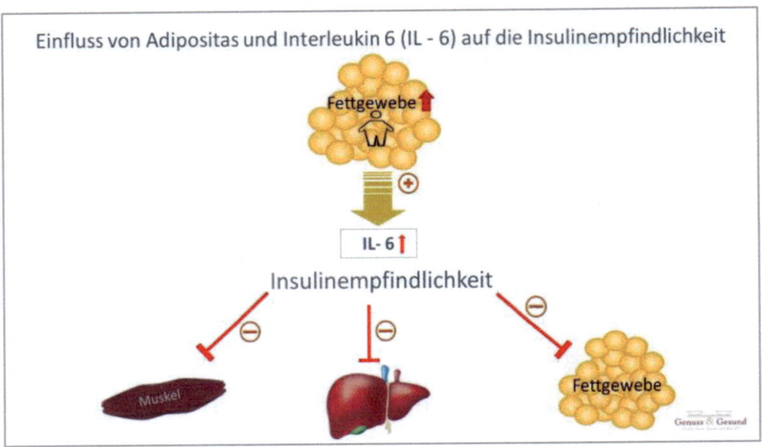

Abbildung 2: Fettgewebe beeinflusst die Insulinempfindlichkeit [Quelle: modifiziert nach (Fasshauer, Klein, Blüher, & Paschke, 2004)]

Am Stoffwechsel der Kohlenhydrate und an der Aufrechterhaltung des Zuckergleichgewichts (Glucose-Homöostase) sind auch eine ganze Reihe verschiedener weiterer Nährstoffe beteiligt: Mikronährstoffe wie Vitamine, Mineralien und Spurenelemente. Daher ist auch auf eine ausreichende Versorgung mit diesen Mikronährstoffen ein Augenmerk zu richten, denn diese beeinflussen den Stoffwechsel ebenso und damit auch die Einstellbarkeit des Diabetes. Wie? Das sehen wir im weiteren Verlauf.

3.3 Regulation des Blutzuckers

Die Glucose ist ein wichtiger Brennstoff für die Zellen und Organe. Vor allen Dingen ist das Gehirn auf Glucose angewiesen. Der Körper ist also bemüht immer genügend Zucker bereitzustellen; nicht zu viel, aber auch nicht zu wenig. Der Bedarf ist unterschiedlich, je nachdem was der der Körper gerade tut. Bei Muskelarbeit zum Beispiel wird mehr Glucose benötigt und verbraucht, als im Sitzen.

Wie viel Zucker jeweils im Blut zirkuliert und zu den Organen transportiert wird, wird vor allen Dingen von zwei verschiedenen Hormonen der Bauchspeicheldrüse reguliert: Dem in den ß-Zellen gebildeten Insulin und dem in den α-Zellen produzierten Glucagon. Diese beiden Hormone sind Gegenspieler und wirken antagonistisch, also gegensätzlich, zueinander.

Bei hohem Blutzuckerspiegel z. B. nach einer Mahlzeit, wird Insulin ausgeschüttet. Das Insulin führt dazu, dass der Zucker (Glucose) aus dem Blut in die Zellen und die Organe aufgenommen wird. In der Leber kann Glucose gespeichert werden. Dort wird die Glucose in seine Speicherform Glycogen umgewandelt. Der Blutzucker sinkt.

Ist hingegen der Blutzucker zu niedrig, wird Glucagon ausgeschüttet. Dieses wiederum mobilisiert die Glucosereserven aus den Speichern der Leber, indem es den Abbau von Glycogen in Glucose fördert. Glucose wird aus der Leber wieder ausgeschüttet und über die Blutbahn an seine Bestimmungsorte wie Gehirn oder Muskeln transportiert.

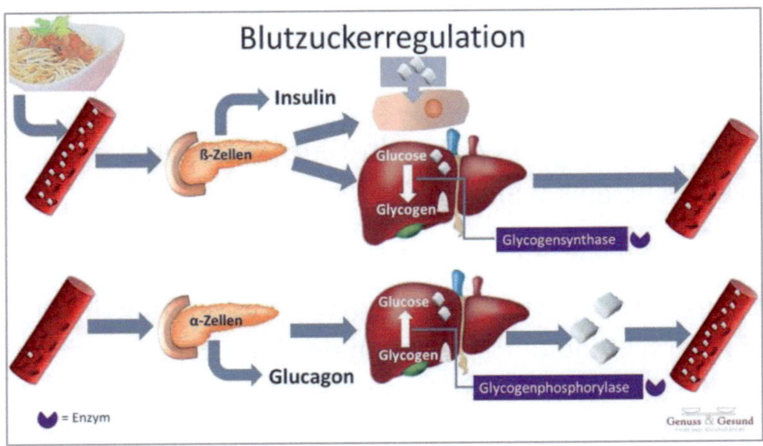

Abbildung 3: Regulation des Blutzuckers

Wie oben schon erwähnt, sind am Stoffwechsel der Kohlenhydrate und an der Regulation des Blutzuckers neben den Hormonen Insulin und Glucagon auch eine Vielzahl von Vitaminen und Spurenelementen beteiligt. So beeinflusst der jeweilige Versorgungszustand mit Mikronährstoffen auch die Glucosetoleranz und den Umgang des Körpers mit dem Zucker.

3.3.1 Risiken eines hohen Blutzuckerspiegels

Kann der Blutzucker nicht mehr gesenkt werden, weil z. B. die Zielzellen nicht mehr auf das Insulin ansprechen, führt dies auf Dauer zu schwerwiegenden Komplikationen. Es werden die körpereigenen Eiweiße irreversibel verzuckert, infolgedessen können diese nicht mehr wirken und lagern sich ab.

Diese Reaktion der Kohlenhydrate - wozu auch der Zucker gehört - mit Eiweißen (Proteinen), aber auch mit Fetten und Nukleinsäuren, nennt man Glycation (auch Glykierung).

Die aus dieser Reaktion hervorgehenden Produkte, die verzuckerten Eiweiße, werden AGEs genannt (engl. "advanced glycation endproducts").

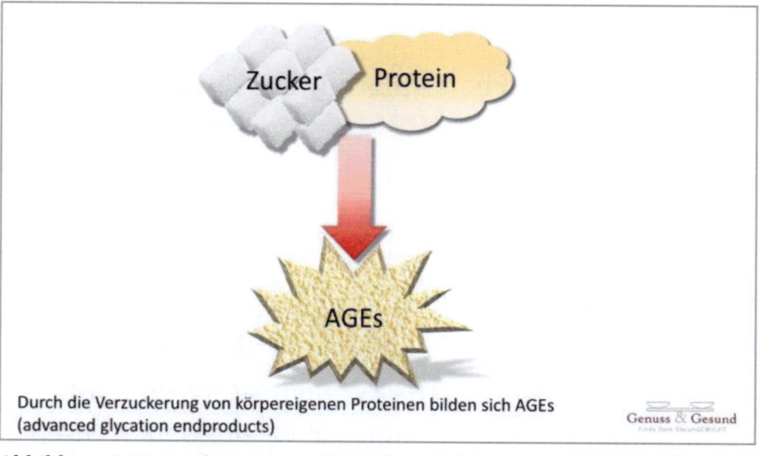

Abbildung 4: Verzuckerung von Eiweißen - Bildung von AGEs [Quelle: nach (IMD Labor Berlin)]

Zu den verzuckerten Eiweißen gehört auch das HbA1C, welches als Marker eine Aussage über die Blutzuckerkonzentration der letzten 8 bis 12 Wochen geben kann.

Diese AGEs werden für viele Komplikationen verantwortlich gemacht: sie beeinträchtigen die Durchblutung, lösen Entzündungen an Gefäßen und Nerven aus und sind maßgeblich an der Entwicklung der diabetischen Begleit- und Folgeerkrankungen beteiligt.

Somit führen hohe Blutzuckerspiegel und die damit verbundene Verzuckerung der Eiweiße (AGE-Bildung) über die oben genannten Mechanismen zu den gefürchteten diabetischen Folgeschäden.

Das Therapieziel sollten also niedrige AGE-Werte sein und damit auch niedrige HbA1C-Werte.

Die Bildung von solchen AGEs wird zusätzlich durch oxidativen Stress und chronische Entzündungen weiter befeuert (IMD Labor Berlin).

3.3.2 HbA1C-Werte

Das HbA1C wird auch als Glykohämoglobin oder glykiertes Hämoglobin (Hb) bezeichnet. Es gibt den Prozentanteil des mit der Glucose verbundenen roten Blutfarbstoffs (Hämoglobins) in den roten Blutkörperchen an. Die Verzuckerung des Hämoglobins ist eine irreversible Reaktion.

Da die Lebensdauer der roten Blutkörperchen zwischen 100 und 120 Tagen liegt, kann mit diesem HbA1C-Wert eine Aussage über den durchschnittlichen Blutzuckerspiegel der letzten drei bis vier Monate gemacht werden.

Der HbA1C-Wert kann in Prozent oder in mmol/mol Hb angegeben werden. Bei Gesunden ist der HbA1C-Wert kleiner als 5,7 %.

Bei Werten zwischen 5,7 und 6,4 % liegt ein sogenannter Prädiabetes vor, die Vorstufe zum Diabetes mellitus.

Bei einem Langzeitblutzuckerwert ab 6,5 % spricht man von einem Diabetes mellitus (Werte gemäß der American Diabetes Association, ADA).

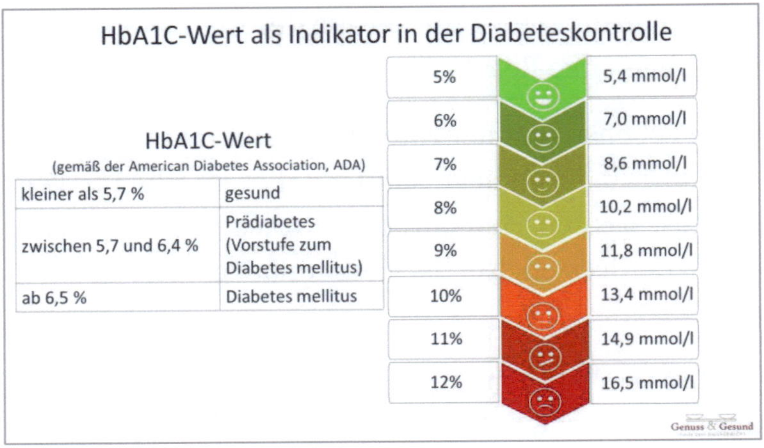

HbA1C-Wert als Indikator in der Diabeteskontrolle

HbA1C-Wert
(gemäß der American Diabetes Association, ADA)

kleiner als 5,7 %	gesund
zwischen 5,7 und 6,4 %	Prädiabetes (Vorstufe zum Diabetes mellitus)
ab 6,5 %	Diabetes mellitus

HbA1C	Blutzucker
5%	5,4 mmol/l
6%	7,0 mmol/l
7%	8,6 mmol/l
8%	10,2 mmol/l
9%	11,8 mmol/l
10%	13,4 mmol/l
11%	14,9 mmol/l
12%	16,5 mmol/l

Genuss & Gesund

Abbildung 5: HbA1C-Wert

In der Verlaufskontrolle eines Diabetes wird, laut Nationaler Versorgungsleitlinie, empfohlen, einen HbA1C-Wert von 6,5–8,5 % anzustreben. Aber: Es gibt keinen absoluten Zielwert, der für alle gleichermaßen gilt, hierin sind sich die Fachleute einig. Wie hoch der Zielwert bei jedem/jeder einzelnen sein sollte, hängt von vielen verschiedenen Faktoren ab und soll der persönlichen Situation des Patienten/der Patientin angepasst sein, abhängig vom Alter und dem Therapieziel. Der jeweilige Zielwert wird somit individuell festgelegt (Bundesärztekammer et al., 2021).

Eine Senkung der AGE-Konzentration im Blut, und damit auch der HbA1C-Werte, ist über alle diejenigen Maßnahmen möglich, welche einerseits die hohen

Blutzuckerwerte (Hyperglykämie) senken sowie andererseits den oxidativen Stress und die chronische Entzündung reduzieren. Zielführend ist jedoch in jedem Fall eine Umstellung der Ernährung.

3.4 Diabetes mellitus – ein Entzündungsprozess?

Der Körper reagiert auf Überernährung und das damit verbundene Übergewicht mit einer chronischen Entzündung. Es werden, vor allem aus dem Fettgewebe im Bauchraum (viszerales Fett), vermehrt Entzündungsbotenstoffe ausgeschüttet. Man geht davon aus, dass die Entstehung eines Diabetes mellitus von einer Entzündung mit verursacht wird – wenn sie auch oft nicht mit den üblichen Entzündungszeichen wie z. B. Fieber einhergeht. Man spricht hier von einer „stillen Entzündung“ (engl. "silent inflammation").

Das Fettgewebe, insbesondere das viszerale Fett im Bauchraum, ist hormonell aktiv und setzt Proteine frei, die den Energiestoffwechsel und die Insulinempfindlichkeit beeinflussen. Diese Proteine werden Adipokine genannt.
Zu den Adipokinen gehören TNF-α (Tumornekrosefaktor α), IL-6 (Interleukin 6), Adiponectin und Leptin.

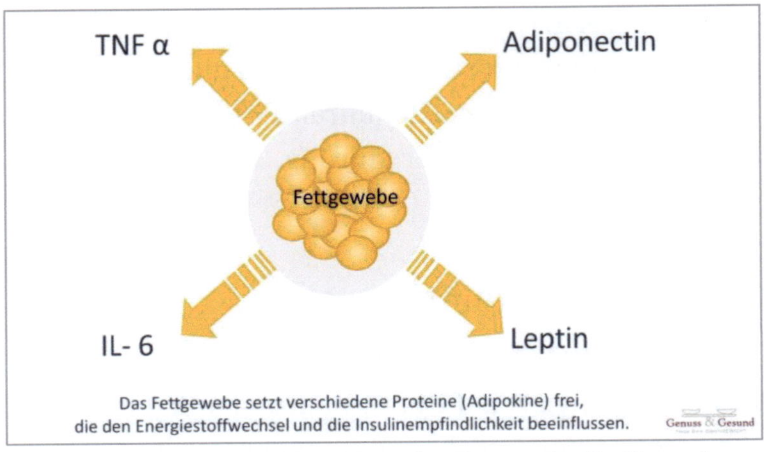

Abbildung 6: Entzündungsfaktoren aus dem Fettgewebe [Quelle: nach (Fasshauer, Klein, Blüher, & Paschke, 2004)]

3.4.1 Interleukin 6 (IL-6)

Interleukin 6 (IL-6) gehört zu den Zytokinen und ist ein entzündungsförderndes Hormon. Etwa 30 % des IL-6 wird durch das Fettgewebe produziert.

Bei starkem Übergewicht (Adipositas) wird vermehrt IL-6 aus dem überschüssigem Fettgewebe ausgeschüttet. Das IL-6 vermindert die Insulinempfindlichkeit in der Muskulatur, der Leber und dem Fettgewebe. Das Insulin kann nicht mehr richtig wirken – es entsteht eine Insulinresistenz.

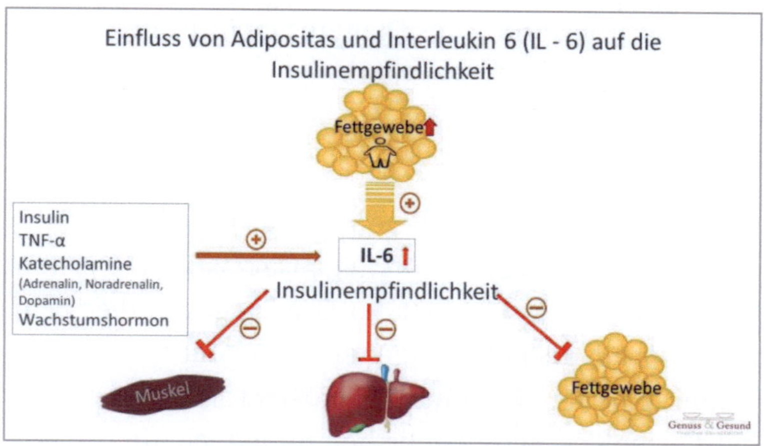

Abbildung 7: Einfluss von Interleukin 6 auf die Insulinempfindlichkeit [Quelle: nach (Fasshauer, Klein, Blüher, & Paschke, 2004)]

Auch weitere Substanzen wie Insulin, TNF-α, Katecholamine und Wachstumshormon steigern die Ausschüttung von IL-6 ebenfalls, was eine weitere Verminderung der Insulinempfindlichkeit in den Organen bewirkt.

IL-6-Konzentrationen im Serum können einen prädiktiven Wert hinsichtlich der Entwicklung eines Typ-2-Diabetes mellitus darstellen: Probanden mit erhöhter IL-6-Konzentration haben ein signifikant erhöhtes Risiko, einen Diabetes zu entwickeln, im Vergleich mit Probanden mit normalen IL-6-Werten (Fasshauer, Klein, Blüher, & Paschke, 2004).

Die Rolle von IL-6 legt die Vermutung nahe, dass eine chronische Entzündung bei der Ausprägung einer

Insulinresistenz und eines Diabetes mellitus bei Übergewicht eine wichtige Rolle spielt.

3.4.2 Adiponectin

Adiponectin ist ebenfalls eine vom Fettgewebe ausgeschüttete Substanz. Im Gegensatz zum IL-6 erhöht es aber die Empfindlichkeit der Organe gegenüber dem Insulin. Es gilt als körpereigener (endogener) Insulinsensitizer (Empfindlichmacher).
Ein Übermaß an Fettgewebe hemmt jedoch die Ausschüttung dieses Insulinsensitizers Adiponectin. Das hat zur Folge, dass bei Adipositas die Organe weniger empfindlich auf das Insulin reagieren.
Weitere Hormone wie Insulin, Ghrelin, Katecholamine (Adrenalin, Noradrenalin, Dopamin), Glucocorticoide (Cortisol), TNF-α sowie IL-6 hemmen die Adiponectinausschüttung ebenfalls.
Eine Gewichtsreduktion erhöht wiederum die Bildung von Adiponectin.
Dies wäre eine mögliche Erklärung dafür, dass sich bei übergewichtigen Diabetikern nach Gewichtsreduktion der Blutzuckerspiegel besser einstellen lässt.

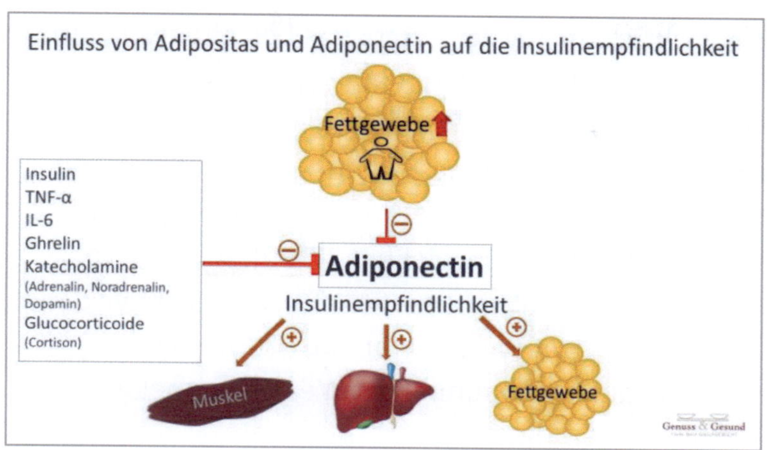

Abbildung 8: Einfluss von Adiponectin auf die Insulinempfindlichkeit [Quelle: nach (Fasshauer, Klein, Blüher, & Paschke, 2004)]

3.4.3 Leptin

Leptin ist bei der Appetitregulation von Bedeutung.
Es wird ebenfalls aus den Fettzellen ausgeschüttet und signalisiert: „genug Nahrung aufgenommen“. Leptin hemmt den Appetit, daher wird es auch als Sättigungshormon bezeichnet.
Als therapeutischer Ansatz, wäre es eine Überlegung, das Sättigungshormon Leptin zu erhöhen, um den Appetit zu bremsen und damit leicht Gewicht abzunehmen. Das wäre dann die einfache Lösung. Leptin einnehmen – Gewicht reduzieren. Die schlechte Nachricht ist, dass das bei Übergewicht leider nicht funktioniert, denn Übergewichtige haben keinen *Mangel* am Sättigungshormon Leptin. Im Gegenteil: es ist davon sogar im Überfluss vorhanden, wirkt aber

offensichtlich nicht. Bei Adipositas besteht also kein Mangel an Leptin, sondern eine Leptinresistenz. In Tierversuchen zeigte sich, dass der Verlust der Leptinwirkung bei Mäusen eine ausgeprägte Insulinresistenz und Adipositas hervorruft (Fasshauer, Klein, Blüher, & Paschke, 2004); (Ahima & Flier, 2000).
Da der „einfache" Weg also nicht funktioniert, wird man daher leider nicht umhinkommen, die Gewichtsreduktion auf herkömmlichem Wege hinzubekommen.

4 Nährstoffe und ihre Bedeutung beim Diabetes mellitus

4.1 Nährstoffe allgemein

Nährstoffe sind Stoffe, die, wie es der Name schon sagt, den Körper nähren. Sie geben ihm Energie sind Bausteine für körpereigene Strukturen und halten den Stoffwechsel und alle Körperfunktionen am Laufen. Dabei wird unterschieden in Makro- und Mikronährstoffe.

Inzwischen weiß man auch, dass die sekundären Pflanzenstoffe (Phytonährstoffe) eine wichtige Funktion haben, auch wenn sie nicht nährend (nutritiv) sind. Zu den sekundären Pflanzenstoffen gehören unter anderem die Farbstoffe der Pflanze wie Carotinoide und Anthocyane.

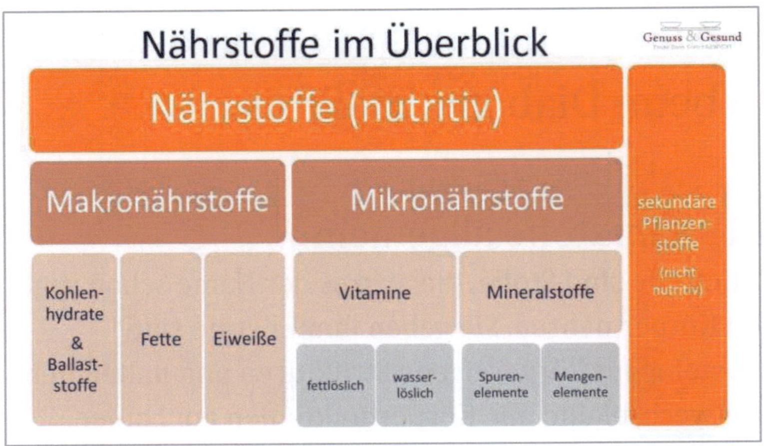

Abbildung 9: Nährstoffe im Überblick

Von den Makronährstoffen brauchen wir größere Mengen. Sie dienen als Energiequelle und Bausubstanz. Zu den Makronährstoffen gehören Kohlenhydrate, Fette und Eiweiße (Proteine).

Die Mikronährstoffe benötigt der Körper in sehr kleinen Mengen, sie sind aber umso wichtiger. Zu den Mikronährstoffe zählen die Vitamine und die Mineralstoffe. Die Vitamine lassen sich weiter unterteilen in fettlösliche und wasserlösliche Vitamine. Zu den Mineralstoffen gehören die Spuren- und Mengenelemente.

Vergleicht man den Organismus mit einem Auto, wären die Makronährstoffe der Kraftstoff (Benzin oder Diesel), die Mikronährstoffe hingegen wären das Motoröl. Während das Auto ohne Treibstoff gar nicht vom Fleck kommt, würde ein Zuwenig an Motoröl den Motor über die Zeit kaputt machen. Fehlt der Treibstoff, merkt es der Fahrer sofort. Ist aber zu wenig Motoröl vorhanden, zeigt sich das oft erst nach einer Weile, und meist erst, wenn schon Schäden am Motor entstanden sind.

So ähnlich ist es auch mit dem Körper. Zu wenige Makronährstoffe merken wir sofort: Der Körper signalisiert „Hunger“. Sind hingegen zu wenige Mikronährstoffe vorhanden, merken wir das nicht gleich. Der Körper kann dies über einen gewissen Zeitraum kompensieren, indem er versucht, die blockierten Stoffwechselwege zu umgehen oder auf Sparflamme zu setzen. Dauert diese Unterversorgung über eine längere Zeit an, dann können Schäden entstehen, die sich in Krankheiten äußern – oft sogar erst nach Jahrzehnten.

Mikronährstoffe dienen dem Körper als sogenannte Coenzyme, die die eigentlichen Enzyme aktivieren. Die Enzyme sind als Werkzeuge dafür notwendig, damit im Körper Auf-, Um- oder Abbauprozesse stattfinden können. Mikronährstoffe sind dabei quasi die „kleinen Schräubchen“, welche die Körperwerkzeuge, die Enzyme, funktionsfähig machen.

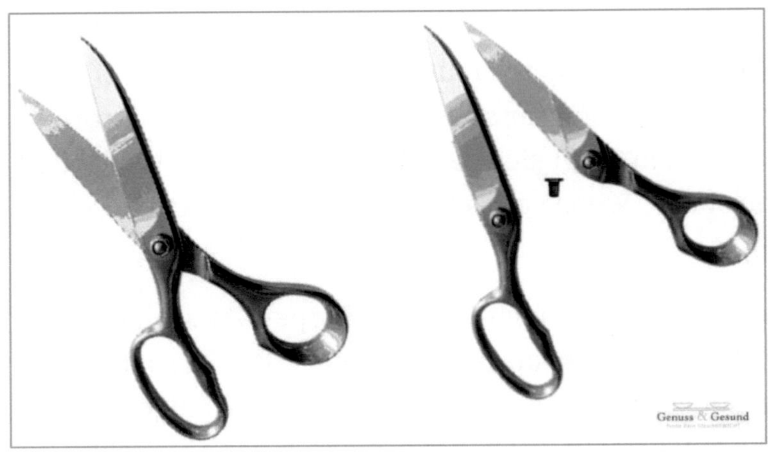

Abbildung 10: Funktion der Mikronährstoffe

So wie das kleine Schräubchen in der Mitte einer Schere, die die zwei Scherenhälften zusammenhält. So klein es auch sein mag, so wichtig ist seine Rolle. Nur, wenn dieses kleine Schräubchen vorhanden ist, kann die Schere funktionieren. Fehlt es, kann die Schere nicht das tun, was sie soll, nämlich schneiden. Sie wird wertlos.

Fehlen die Mikronährstoffe, können die Enzyme nicht richtig funktionieren – dann können Stoffe im Körper nicht auf-, um- oder abgebaut werden – Stoffwechselprozesse kommen ins Stocken. Endprodukte (z. B. Hormone) fehlen oder Abzubauendes wie Schadstoffe können nicht abgebaut werden und können sich anstauen.

In bestimmten Situationen müssen mehr Stoffe auf-, um- oder abgebaut werden und der Körper hat dadurch einen höheren Nährstoffbedarf. Beispielsweise im Wachstum (Kinder), in der Schwangerschaft oder bei Belastung mit verschiedenen Stoffen z. B. Alkohol, Medikamente Auch bei Erkrankungen werden mehr Nährstoffe benötigt. Eine der Erkrankungen mit Mehrbedarf ist der Diabetes mellitus. In den folgenden Kapitel wirst Du sehen, warum.

4.2 Makronährstoffe

Zu den Makronährstoffen zählen die Kohlenhydrate, Fette und Eiweiße (Proteine).

Die Nahrungsenergie sollte im Mengenverhältnis etwa zu 45 – 60 % aus Kohlenhydraten bestehen, zu weniger als 30 % aus Fetten und zu etwa 10 – 20 % aus Eiweißen.

4.2.1 Kohlenhydrate

Kohlenhydrate haben eine wichtige Funktion im Körper. Sie fungieren als Energieträger und -speicher. 1 g Kohlenhydrate liefern 4 kcal an Energie.

Alle Kohlenhydrate sind aus einzelnen Zuckerbausteinen aufgebaut. Je nachdem, aus wie vielen

Zuckerbausteinen sie bestehen, werden sie in Einfach-, Zweifach-, Mehrfach- und Vielfachzucker eingeteilt.

Die Grundbausteine sind Einfachzucker wie Glucose (Traubenzucker), Fructose (Fruchtzucker) und Galaktose (Schleimzucker). Der Haushaltszucker ist ein Zweifachzucker, bestehend aus Glucose und Fructose.

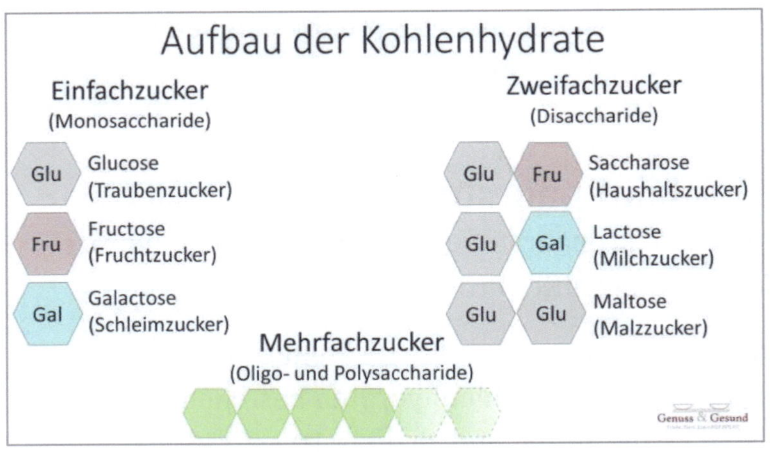

Abbildung 11: Aufbau der Kohlenhydrate

Die Mehrfachzucker bestehen aus drei bis zehn Zuckerbausteinen, die Vielfachzucker haben mehr als zehn Zuckerbausteine. Je länger die Kette, desto weniger süß schmecken die Kohlenhydrate, je kürzer die Kette, desto süßer ist deren Geschmack. Bei Stärke beispielsweise ist eine große Anzahl von Zuckerbausteinen aneinandergereiht. So schmecken stärkehaltige Lebensmittel (z. B. Brot) zunächst gar nicht süß. Wenn Du ein Stückchen Brot aber lange im

Mund behältst und ordentlich kaust, wird die Stärke bereits im Mund von den Enzymen im Speichel zerlegt und du wirst feststellen, dass das Brot plötzlich süß schmeckt.

Je länger die Kette ist, desto langsamer werden sie ins Blut aufgenommen, weil der Körper die Mehrfachzucker (Polysaccharide) erst aufspalten muss. Je weniger Bausteine die Kohlenhydrate haben, umso schneller werden sie aufgenommen, desto schneller steigt auch der Blutzuckerspiegel an.

Kohlenhydrate sind ein Lieferant für Glucose. Glucose ist der einzige Brennstoff, den das Gehirn verwerten kann. Das Gehirn braucht etwa 140 g Glucose täglich. Nur im Extremfall, im Hungerzustand, kann das Gehirn auf Ketonkörper zurückgreifen. Ketonkörper sind Abbauprodukte des Fettstoffwechsels, die entstehen, wenn die Zellen nicht ausreichend Glucose erhalten.

Kohlenhydrate sind als Glycoproteine Bestandteil von Zellmembranen, dienen der Zellkommunikation, sind Bestandteil des Immunsystems (Immunglobuline, Interferone), sind im Schleim und in Hormonen (z. B. hCG, Thyreotropin) enthalten. Als Glucosaminglycane dienen sie als biologisches Schmiermittel in Knorpel und Gelenken, sind im Glaskörper des Auges verbaut, sind Bestandteil der Bandscheiben und des Bindegewebes.

Es heißt immer, Diabetiker sollten weniger Kohlenhydrate essen. Das ist insofern richtig, da Kohlenhydrate den Blutzucker ansteigen lassen – mal mehr, mal weniger – das hängt von der Art der Kohlenhydrate ab. Je einfacher das Kohlenhydrat aufgebaut ist, desto schneller geht es ins Blut über und lässt somit den Blutzucker rasch ansteigen. So gehen einfache Kohlenhydrate wie z. B. Glucose und Fructose direkt ins Blut, sie müssen nicht erst aufgespalten und zerkleinert werden (wie z. B. bei Süßigkeiten und Haushaltszucker). Komplexe Kohlenhydrate wie Stärke (z. B. in Getreide, Kartoffeln) müssen erst aufgespalten werden, bevor sie als Glucose aufgenommen werden können.

Frucotse wird als Zuckeraustauschstoff verwendet, da es im Vergleich zur Glucose eine geringere Insulin-ausschüttung auslöst. Inzwischen wird aber davon abgeraten, dass Diabetiker Fructose als Süßungsmittel verwenden, da Fructose selbst ungünstige Wirkungen auf den Stoffwechsel hat (BfR - Bundesinstitut für Risikobewertung, 2009). Näheres zur Fructose habe ich im weiteren Verlauf beschrieben (siehe Kapitel 6.4 Fructose, Fettleber und Darmmikrobiom).

Ballaststoffe gehören ebenfalls zu den Kohlenhydraten. Sie werden allerdings vom Körper nicht aufgenommen und entfalten ihre positive Wirkung im Magen-Darm-Trakt. Enthält also das Lebensmittel auch Ballaststoffe, dann verzögert sich die Aufnahme der Kohlenhydrate noch weiter, der Blutzuckerspiegel steigt noch langsamer an.

Das ist der Grund, warum Diabetikern eher zu Vollkornprodukten geraten wird – mal ganz abgesehen davon, dass auch Nichtdiabetiker von der Vollkornvariante profitieren.

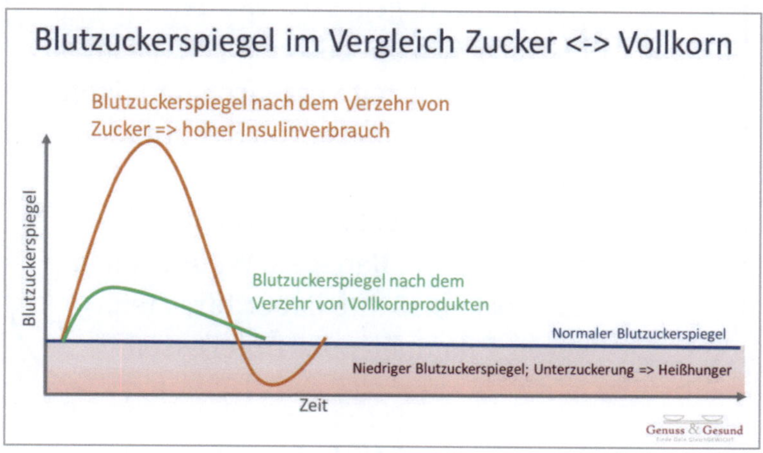

Abbildung 12: Blutzuckerspiegel

Merke

Je größer der Gehalt an komplexen Kohlenhydraten und Ballastsoffen, desto weniger stark steigt der Blutzuckerspiegel an.

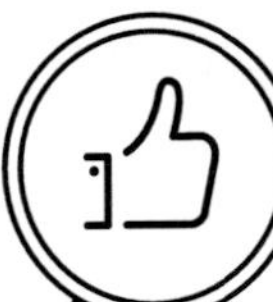

Tipp:

- Süße Lebensmittel erhöhen den Blutzuckerspiegel nicht so stark, wenn sie im Rahmen einer Mahlzeit zusammen mit eiweiß- oder fetthaltigen Lebensmitteln gegessen werden.
- Den Nachtisch am besten direkt nach der Hauptmahlzeit verzehren und dann wieder eine Esspause von 3-4 Stunden einlegen.
- Anstatt besonders zuckerreiche Obstsorten wie Bananen, Weintrauben und Trockenfrüchte lieber Kirschen, Beeren, Pflaumen oder Äpfel essen.

Will heißen: Vollkornbrot lässt Deinen Blutzucker deutlich langsamer ansteigen, als Kekse und Gummibärchen! Für Dich bedeutet das: Dein Insulin muss nicht auf Hochtouren laufen und Du bist länger und nachhaltiger satt.

4.2.2 Fette

Fette dienen ebenso wie die Kohlenhydrate als Energielieferanten – sie bieten jedoch mehr als doppelt so viel Energie: 1 g Fett liefert 9 kcal.

Anders als die „schnellen" Kohlenhydrate, sind Fette eher langsame Energielieferanten. Sie werden direkt nach der Aufnahme aus dem Darm gespeichert und nur in Ausnahmefällen unverzüglich als Energiequelle genutzt. Fette sind also eher als Energiespeicher geeignet. Ihr kennt ja den Spruch: „Schokolade: Für Sekunden im Mund, für Jahre auf den Hüften".

Und selbst wenn das Thema Fett eher negativ besetzt sein mag: Auch Fette haben wichtige Funktionen im Körper. Sie sind Baustoffe der Zellmembranen, sind wichtig für die Aufnahme der fettlöslichen Vitamine A, D, E und K sind Ausgangsstoff für Hormone, z. B. Sexualhormone (Testosteron, Östrogen) und Cortisol. Fett kennt man als Geschmacksträger. Fett bietet aber auch Schutz vor Kälte, Druck und Stoß.

Fett ist aber nicht gleich Fett: Ebenso wie bei den Kohlenhydraten gibt es Unterschiede. Es gibt die gesättigten und die ungesättigten Fettsäuren, es gibt die essenziellen Fettsäuren und die Transfette.

Zu den Fetten mit überwiegend gesättigten Fettsäuren gehören tierische Fette wie Butter, aber auch einige pflanzliche Fette wie Kokosnussöl, Palmkernöl. Die gesättigten Fette sind hauptverantwortlich für die Cholesterin erhöhende Wirkung und damit für das Risiko der Entwicklung von Herz-Kreislauf-Erkrankungen und Fettstoffwechselstörungen.

Ungesättigte Fettsäuren hingegen weisen eine cholesterinsenkende Eigenschaft auf. Die Ölsäure gehört zu den einfach ungesättigten Fettsäuren. Hauptlieferant für Ölsäure ist Olivenöl. Außerdem enthalten die meisten pflanzlichen Öle und Fischöl überwiegend ungesättigte Fettsäuren.

Gesättigte Fette sind bei Raumtemperatur fest, wohingegen die flüssigen Fette (Öle) einen hohen Anteil an ungesättigten Fettsäuren aufweisen.

Faustregel:

Ist das Fett bei Raumtemperatur

- hart => hoher Anteil an **gesättigten** Fettsäuren.
- flüssig (Öl) => hoher Anteil an **ungesättigten** Fettsäuren.

Ist das Fett bei Raumtemperatur flüssig, so überwiegt der Anteil an ungesättigten Fettsäuren. Dies trifft auf die pflanzlichen Fette zu. Also: besser pflanzliche Fette/Öle den tierischen Fetten vorziehen.

Transfette entstehen als Nebenprodukt bei der Härtung von Fetten – hierbei werden die Doppelbindungen mit Wasserstoff gesättigt z. B. bei der Herstellung von Margarine. Transfette sind vornehmlich enthalten in Margarine, Feingebäck, Kuchen und Schokolade.

Durch die Veränderung der Molekülstruktur haben Transfette strukturelle Ähnlichkeit zu gesättigten Fettsäuren und beeinflussen den Fettstoffwechsel deshalb genauso ungünstig: Sie können bestimmte Fette im Blut, die Triglyceride, erhöhen.

Eine hohe Zufuhr von Transfetten und gesättigten Fettsäuren erhöht das Risiko für Herz-Kreislauf-Erkrankungen, daher sollten weniger als 1 % der Nahrungsenergie aus diesen Fetten bestehen.

Essenzielle Fettsäuren sind mehrfach ungesättigte Fettsäuren, die der Körper nicht selbst herstellen kann und die deshalb mit der Nahrung aufgenommen werden müssen. Die wichtigsten essenziellen Fettsäuren sind die Linolsäure (eine Omega-6-Fettsäure) und die α-Linolensäure, die zu den Omega-3-Fettsäuren gehört. Aus der α-Linolensäure kann der Körper dann EPA (Eicosapentaensäure) und DHA (Docosahexaensäure) bilden, die die Grundlage für die Bildung hormonartiger Botenstoffe (Eicosanoide), Zellschutzfaktoren und Entzündungshemmer darstellen. Diese sind essenziell für die Regulierung unseres Stoffwechsels und Immunsystems.

4.2.3 Eiweiße (Proteine)

Proteine sind in erster Linie Bausubstanz. Sie spielen eine Schlüsselrolle in nahezu allen biologischen Prozessen und sind wichtig für den Aufbau von Enzymen, Antikörpern, Hormonen und Nervenbotenstoffen (Neurotransmittern). Sie dienen als Bausteine für die Erbsubstanz (DNA) sowie für den Aufbau von Struktur- und Transportproteinen (z. B. des Bindegewebsbestandteils Kollagen, des Blutfarbstoffs Hämoglobin).

Als Energielieferanten sind Eiweiße weniger gut geeignet als Kohlenhydrate oder Fette da die Zerlegung der Eiweiße in kleinere Bausteine im Darm und das Wiederzusammenfügen in den Zellen ihrerseits wieder Energie verbrauchen.

1 g Protein liefert etwa 4 kcal.

Die Grundbausteine der Proteine sind die 20 verschiedenen Aminosäuren. Auch hier gibt es essenzielle Varianten, die mit der Nahrung zugeführt werden müssen. Zu den essenziellen Aminosäuren gehören: Phenylalanin, Isoleucin, Threonin, Methionin, Leucin, Valin, Lysin und Tryptophan.

Aus den verschiedenen Aminosäuren baut dann der Organismus die körpereigenen Eiweiße und Strukturen auf. So ist beispielsweise die essenzielle Aminosäure Tryptophan die Grundsubstanz für das Glückshormon Serotonin.

Beim Aufbau der körpereigenen Eiweiße arbeitet der Organismus sehr effizient – er fängt erst dann an zu bauen, wenn alle Bausteine tatsächlich vorhanden sind und alle notwendigen Aminosäuren vorliegen. Fehlt eine der notwendigen Aminosäuren, werden zuerst die wichtigsten Körperfunktionen bedient, z. B. das Immunsystem. Alle anderen Funktionen werden hintangestellt. So kann zum Beispiel der Bau der Glückshormone verschoben werden. Ein wenig Missmut kann der Körper akut überleben, aber das Immunsystem ist lebensnotwendig.

Fehlt also in der Nahrung eine der essenziellen Aminosäuren, kann kein Eiweißaufbau mehr stattfinden. Die in geringster Menge zur Verfügung stehende Aminosäure bestimmt das Ausmaß der Syntheseleistung.

Der Körper kann aus Kohlenhydraten Fette aufbauen und aus Proteinen Kohlenhydrate bilden. Die Proteinversorgung hingegen ist ausschließlich von der Nahrungszufuhr abhängig.

Wenn nur eine der notwendigen Aminosäuren fehlt, fehlt eine wichtige Information. Zu wenig Eiweiß – kein Nervenbotenstoff – kein Stoffwechselbefehl – keine neuen Körperzellen – keine Tatkraft – keine Energie. Es ist, als ob in einem Satz ein bestimmter Buchstabe fehlt. Nehmen wir z. B. den Buchstaben „e" stellvertretend für die Aminosäure Tyrosin, dann würde der Satz heißen: „ s kann k in Stoffw chs lb f hl g schri b n w rd n". Du siehst, der Satz kann zwar noch gelesen werden, beim Lesen kommst du aber ins Stolpern und musst Dich konzentrieren. Übertragen auf den Organismus heißt das: Stoffwechselabläufe sind zwar möglich, kommen aber ins Stocken. Überträgt man das auf die Lebensqualität, heißt das: Es lebt sich wohl weiter, aber nicht mehr ganz so aktiv.

Ein großer Proteinspeicher im Körper ist die Muskelmasse. Fehlt Eiweiß in der Nahrung, wird in Hungerperioden auf diesen Speicher zurückgegriffen. Um die wichtigen Körperfunktionen aufrecht erhalten zu können, wird bei Nahrungsmangel daher Muskelmasse abgebaut.

Das heißt auch: Wird bei Diäten aus lauter Abnehmwillen das Essen eingespart, bekommt der Körper nicht nur mengenmäßig weniger ab, sondern auch zu wenig Nährstoffe zugeführt. Im Falle von zu wenig Proteinen heißt das, dass der Körper an seine Speicher geht,

Muskelmasse abbaut und nicht, wie eigentlich gewünscht, Fett reduziert.

Die Empfehlung für die Proteinzufuhr liegt bei 0,8 g/kg Körpergewicht.

Beim Diabetiker hängt die Empfehlung zur Menge der Proteinaufnahme von einer evtl. vorliegenden Nierenschädigung ab. Es sollten daher zunächst die Nieren ärztlich untersucht werden. Denn eine zu hohe Eiweißzufuhr kann beim Vorliegen einer Nierenfunktionseinschränkung die Nieren noch weiter schädigen.

4.2.4 Ist für den Diabetiker „Kohlenhydrate-Meiden“ (Low-carb) die Lösung?

Auf diese Frage kann man mit einem klaren „JEIN“ antworten. Einfache Kohlenhydrate wie Haushaltszucker und Lebensmittel, die zuckerhaltig sind, lassen den Blutzucker rasch ansteigen. Dazu zählen auch Fruchtzucker und Honig sowie andere Zuckerarten (Glucosesirup etc.) Komplexe Kohlenhydrate hingegen, wie Stärke, lassen den Blutzucker ebenfalls ansteigen, aber nicht ganz so schnell. Noch besser ist es, wenn Kohlenhydrate mit Ballaststoffen kombiniert werden, dann braucht der Körper länger um die Kohlenhydrate „auszupacken“ – der Blutzucker steigt langsamer an.

Es kommt also auf die Art der Kohlenhydrate an und darauf, mit welchen anderen Nährstoffen sie kombiniert sind. Auch hier gilt: Die Mischung macht's.

Auf Kohlenhydrate zu verzichten oder sie weitgehend zu meiden, ist nicht empfehlenswert.

Kohlenhydrate dienen als schnelle Energiequelle. Fällt diese weg, braucht der Körper andere Möglichkeiten, um an Energie zu kommen. Da bleiben dann nur Fette und Eiweiße. Werden Kohlenhydrate eingespart, wie zum Beispiel bei „low-carb", wird im Gegenzug die Fettzufuhr erhöht.

Fette geben die Energie langsamer ab und dienen eher als Energiespeicher. Obendrein ist eine fettreiche Ernährung nicht hilfreich für eine Gewichtsreduktion welche aber übergewichtigen Diabetikern angeraten wird. In vielen Fällen sind auch schon die Blutfette erhöht. Hohe Blutfettwerte gelten als Risikofaktor für Herz-Kreislauf-Erkrankungen. Eine Erhöhung der Fettmenge bei den Mahlzeiten wäre in diesem Fall kontraproduktiv.

Eiweiße sind eher Baustoffe und dienen nur begrenzt als Energielieferanten. Liegt beim Diabetiker bereits eine Nierenfunktionsstörung vor, kann eine hohe Eiweißzufuhr die Niere sogar noch weiter schädigen.

Auch wenn „low carb“ im Trend liegt, so ist es eine Kostform, die nicht für jeden geeignet ist.

Also: Kohlenhydrate ja, aber in der richtigen Form, in der richtigen Menge und in der richtigen Mischung.

4.3 Mikronährstoffe

Mikronährstoffe benötigt der Körper im Gegensatz zu Makronährstoffen in sehr geringen Mengen. Hier könnte man sagen: „Klein, aber oho!“ – denn auch, wenn sie nur in geringen Mengen aufgenommen werden müssen, ist ihre Aufgabe umso wichtiger!

Während die Makronährstoffe für den Stoffwechsel die Grundbausteine und Energie liefern , sind es die Mikronährstoffe, die den Stoffwechselmotor am Laufen halten. Die einzelnen Mikronährstoffe arbeiten zusammen und unterstützen sich gegenseitig. Ihre Wirkungen greifen ineinander, wie die Zahnräder in einem gut laufenden Uhrwerk. Fehlt eines der Mikronährstoffe, dann hakt es im Zusammenspiel der Zahnräder, es kommt „Sand ins Getriebe“ und das Uhrwerk Stoffwechsel läuft nicht mehr rund.

Die Mikronährstoffe lassen sich einteilen in:

Vitamine (fettlösliche und wasserlösliche), Minerale und Spurenelemente, sekundäre Pflanzenstoffe.

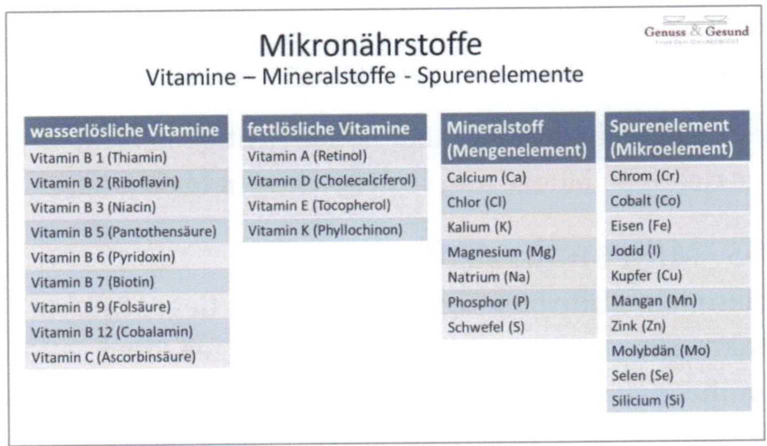
Genuss & Gesund

Mikronährstoffe

Vitamine – Mineralstoffe - Spurenelemente

wasserlösliche Vitamine	fettlösliche Vitamine	Mineralstoff (Mengenelement)	Spurenelement (Mikroelement)
Vitamin B 1 (Thiamin)	Vitamin A (Retinol)	Calcium (Ca)	Chrom (Cr)
Vitamin B 2 (Riboflavin)	Vitamin D (Cholecalciferol)	Chlor (Cl)	Cobalt (Co)
Vitamin B 3 (Niacin)	Vitamin E (Tocopherol)	Kalium (K)	Eisen (Fe)
Vitamin B 5 (Pantothensäure)	Vitamin K (Phyllochinon)	Magnesium (Mg)	Jodid (I)
Vitamin B 6 (Pyridoxin)		Natrium (Na)	Kupfer (Cu)
Vitamin B 7 (Biotin)		Phosphor (P)	Mangan (Mn)
Vitamin B 9 (Folsäure)		Schwefel (S)	Zink (Zn)
Vitamin B 12 (Cobalamin)			Molybdän (Mo)
Vitamin C (Ascorbinsäure)			Selen (Se)
			Silicium (Si)

Abbildung 13: Überblick über die Mikronährstoffe

Die Vitamine müssen regelmäßig mit der Nahrung zugeführt werden, da der Körper sie in der Regel nicht speichert. Meist werden die Überschüsse der wasserlöslichen Vitamine mit dem Urin wieder ausgeschieden. Fettlösliche Vitamine kann der Körper nur zusammen mit ein wenig Fett aufnehmen.

4.4 Sekundäre Pflanzenstoffe – alles andere als zweitklassig!

Neben den bekannten Nährstoffen besitzen Pflanzen allerdings noch eine ganze Reihe weiterer bioaktiver Stoffe. Man nennt sie sekundäre Pflanzenstoffe oder auch Phytofaktoren. Sie kommen, wie der Name schon sagt, in pflanzlichen Lebensmitteln vor wie Gemüse, Obst, Getreide, Hülsenfrüchten, Kräutern.

Im Unterschied zu den Nährstoffen wie Kohlenhydrate, Eiweiße und Fette liefern sekundäre Pflanzenstoffe keine Energie. Sie haben daher keine nährende Funktion im eigentlichen Sinne, sind also nicht „nutritiv" und gelten somit auch nicht als lebensnotwendig.

Sekundäre Pflanzenstoffe sind diejenigen Stoffe, die eine Pflanze für sich selbst bildet. Sie benötigt diese beispielsweise als Wachstumsfaktoren oder auch, um sich selbst zu schützen z. B. vor Fraßfeinden. Eine Pflanze ist im Boden verwurzelt und kann somit bei Gefahr nicht den Standort wechseln. Sie kann sich entsprechend nur über selbst gebildete Stoffe zur Wehr setzen.

Die sekundären Pflanzenstoffe geben außerdem den pflanzlichen Lebensmitteln ihre charakteristische Farbe, z. B. die Carotinoide in den gelb-orangenen Pflanzen wie Kürbisse oder Karotten. Die Anthocyane gehören in die Gruppe der Polyphenole und geben der Aubergine, den Heidelbeeren oder dem Rotkohl ihre intensive blau-violette Farbe.

Aber nicht nur die Farbe, sondern auch der charakteristische Geruch und Geschmack von Obst, Gemüse, Kräutern und Gewürzen rührt von den sekundären Pflanzenstoffen her. So sind es die Monoterpene, die Zitronen und Orangen herrlich duften lassen. Ein weiteres Beispiel ist das Menthol in der Pfefferminze oder das Carvon im Kümmel. Die Sulfide lassen uns beim Zwiebelschneiden die Tränen in die Augen treten und das charakteristische Aroma von Knoblauch ist auf das Alliin zurückzuführen, ebenfalls ein Sulfid. Wird Knoblauch geschnitten oder gepresst, werden die Zellwände zerstört und das Enzym Alliinase kann seine Wirkung entfalten: Das zunächst geruchsfreie Alliin wird durch das Enzym zu Allicin umgewandelt, welches das typische Knoblaucharoma hervortreten lässt.

Die Glucosinolate sind verantwortlich für den scharfen Geruch und Geschmack von Rettich, Radieschen und Senf. Sie stehen ebenso für den typischen Geschmack verschiedener Kohlarten wie Rosenkohl, Brokkoli, Kohlrabi.

Durch diese Inhaltsstoffe können wir die Natur, im wahrsten Sinne des Wortes, mit allen Sinnen genießen. Sie bieten puren Genuss für Auge, Nase und Gaumen. Wenn ich „Erdbeeren" sage, spürst Du sofort die leichte Süße und das feine Aroma in Deinem Mund. Und wenn Du „Basilikum" hörst, riechst Du förmlich den unverkennbaren Duft und hast den charakteristischen Geschmack auf der Zunge.

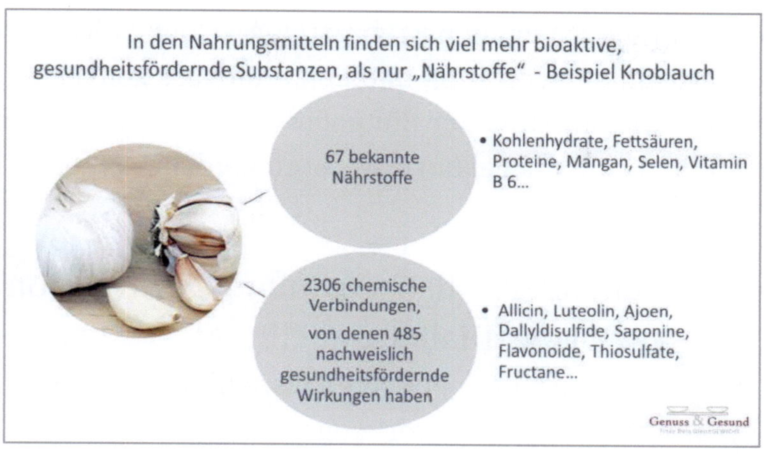

Abbildung 14: Bioaktive Stoffe in Nahrungsmitteln [Quelle: nach (Barabási, Menchietti, & Loscalzo, 2020)]

Bislang sind an die 100 000 der sekundären Pflanzenstoffe bekannt, wovon etwa 5 000 bis 10 000 in der Nahrung vorkommen.

Inzwischen weiß man aber, dass diese sekundären Pflanzenstoffe nicht nur allein dem Genuss dienlich sind, sondern auch gesundheitsfördernde Eigenschaften besitzen.

Studien belegen, dass sekundäre Pflanzenstoffe in pflanzlichen Lebensmitteln das Risiko für die Entstehung verschiedener Krankheiten senken können (Watzl 2012 – aus DGE-Bericht).

So werden ihnen entzündungshemmende und antibakterielle Wirkungen zugesprochen und möglicherweise schützen sekundäre Pflanzenstoffe sogar vor verschiedenen Krebsarten. Sie sollen die Cholesterinkonzentration und den Blutdruck senken können, die Funktion der Blutgefäße verbessern und den Blutzuckerspiegel normalisieren können.

4.4.1 Sekundäre Pflanzenstoffe als Prävention für Typ-2-Diabetes-mellitus

Eine Studie ergab, dass Polyphenole dem Auftreten von Typ-2-Diabetes-mellitus vorbeugen können. Insbesondere die Gruppe der Flavonoide scheint günstige Auswirkungen auf den Glucosestoffwechsel zu haben. Eine pflanzenbetonte Kost mit einem hohen Anteil an sekundären Pflanzenstoffen scheint den Zuckerstoffwechsel günstig zu beeinflussen. Daten aus einer früheren Studie zeigten, dass die tägliche Zufuhr von 7,5 mg Anthocyanen mit einem 5 % geringeren Risiko für Typ-2-Diabetes-mellitus verbunden war (Backes, 2018).

Es konnte gezeigt werden, dass Polyphenole die Glucoseaufnahme aus dem Darm hemmen können, zudem erhöhen sie die Insulinabgabe aus der Bauchspeicheldrüse, verbessern die Glucoseaufnahme in Muskel- und Fettzellen und unterdrücken die Freisetzung von Glucose aus der Leber.

Die Forscher kamen zu dem Schluss, dass eine optimale Zufuhr von 1000 mg Gesamt-Polyphenolen pro Tag mit dem geringsten Risiko für Typ-2-Diabetes-mellitus einhergeht.

Diese Ergebnisse untermauern die Bedeutung einer pflanzenbasierten Ernährungsweise in der Prävention eines Typ-2-Diabetes-mellitus (Backes, 2018).

Soweit die Wissenschaft. Die Forscher können zum Teil die aus Studien gewonnenen Mengen beziffern, die zugeführt werden sollen jedoch ist es für Alltags-gebrauch praktikabler die Empfehlung in Lebensmittel umzusetzen. Daher auch die Empfehlung: „Esst mehr Obst und Gemüse".

Doch wie viel ist dieses „mehr"? Die DGE (Deutsche Gesellschaft für Ernährung) empfiehlt 5 Portionen Obst und Gemüse am Tag, das sind etwa 650 g. Davon sollten etwa 2/3 auf Gemüse und 1/3 auf Obst entfallen. Diese Empfehlung gilt allerdings für Gesunde, um einer Minderversorgung entgegenzuwirken. Es gibt Situationen, in denen der Bedarf an Nährstoffen höher ist, wie zum Beispiel beim Diabetes mellitus. Das heißt also, die Menge sollte sogar *über* den empfohlenen 650 g Obst und Gemüse liegen.

Hier eine Auswahl einiger sekundärer Pflanzenstoffe und deren mögliche gesundheitliche Wirkungen:

Gruppe sekundärer Pflanzen-stoffe	z. B. enthalten in	Mögliche Wirkung auf die Gesundheit
Carotinoide (Farbstoffe: gelb, orange, rot)	Karotten, Melonen, Kürbis, Aprikosen, Grapefruit, Tomaten, Paprika, grünes Gemüse wie Spinat, Grünkohl	antioxidativ, immunmodulierend, entzündungshemmend, Assoziation mit verringertem Risiko für Herz-Kreislauf-Erkrankungen, altersbedingte Augenkrankheiten. In Diskussion: Risikosenkung hinsichtlich Krebs, metabolisches Syndrom, Gefäßveränderungen
Saponine (Bitterstoffe; in wässriger Lösung schaum-bildende Wirkung)	Hülsen-früchten, Soja, Spargel, Hafer, Lakritze	antikanzerogen, antibiotisch (antifungal)

Phenolsäuren (Abwehrstoffe gegen Fraßfeinde)	Kaffee, Tee, Vollkornprodukte, Weißwein, Nüsse	antioxidativ, Assoziation mit verringertem Risiko für bestimmte Krebserkrankungen
Glucosinolate (Abwehrstoffe gegen Fraßfeinde oder Pathogene)	alle Kohlarten, Rettich, Radieschen Kresse, Senf	antioxidativ, immunmodulierend, Assoziation mit verringertem Risiko für bestimmte Krebserkrankungen
Flavonoide (Farbstoffe: rot, hellgelb, blau, violett)	Äpfel, Birnen, Trauben, Kirschen, Pflaumen, Beerenobst Zwiebeln, Grünkohl, Auberginen Soja, schwarzem und grünen Tee u. v. m.	antioxidativ, antithrombotisch, blutdrucksenkend, entzündungshemmend, immunmodulierend, antibiotisch, neurologische Wirkungen (positiver Einfluss auf kognitive Fähigkeiten), Assoziation mit verringertem Risiko für bestimmte Krebserkrankungen und Herz-Kreislauf-Krankheiten

Phyto-sterole (Membran-baustoff, Pflanzen-hormone, die ähnlich wie Cholesterol aufgebaut sind)	Nüsse und Pflanzen-samen (Sonnen-blumen-kerne, Sesam, Soja) Hülsen-früchte	cholesterolsenkend. In Diskussion: Zusammenhang mit Herz-Kreislauf-Krankheiten
Phyto-östrogene (Pflanzen-hormone, die ähnlich wie das weibliche Sexual-hormon Östrogen aufgebaut sind)	Getreide und Hülsen-früchte (z. B. Soja-bohnen), Leinsamen	antioxidativ, immunmodulierend, verbessern Blutgefäßfunktion und Blutdruckregulation. In Diskussion: protektive Wirkungen hinsichtlich Krebs-, Herz-Kreislauf-Krankheiten, Knochendichte, klimakterische Beschwerden
Mono-terpene (Duft- und Aroma-stoffe)	Minze, Zitronen, Kümmel	cholesterolsenkend, antikanzerogen

Sulfide (Duft- und Aroma-stoffe)	Zwiebeln, Lauch, Knoblauch, Schnitt-lauch	antibiotisch, antioxidativ, antithrombotisch, blutdrucksenkend, cholesterolsenkend. Assoziation mit verringertem Risiko für bestimmte Krebserkrankungen

Tabelle 1: Übersicht einer Auswahl an sekundären Pflanzenstoffen [in Anlehnung an: (DGE - sekundäre Pflanzenstoffe und ihre Wirkung auf die Gesundheit - Eine Aktualisierung anhand des Ernährungsberichtes 2012, 2014)]

Der Gehalt der sekundären Pflanzenstoffe in der jeweiligen Pflanze ist abhängig von Sorte, Jahreszeit, Reifegrad, Wachstums-, Ernte- und Lagerbedingungen. Eine Pflanze auf freiem Feld ist Wind und Wetter, Sonne und Fraßfeinden anders ausgesetzt, als eine Pflanze im Gewächshaus. Auf dem freien Feld muss sie somit mehr von ihren Pflanzenstoffen zur Abwehr bilden.

Dies kannst Du mit einem einfachen Experiment auch selbst herausfinden: Wenn Du zwei Töpfe Basilikum hast, den einen drinnen auf der Fensterbank stehen lässt und den anderen rausstellst ins Freie, z. B. auf den Balkon oder die Terrasse, wirst Du feststellen, dass die Pflanze draußen kräftigere Stängel bildet und ein intensiveres Aroma entwickelt als diejenige auf der Fensterbank. Am besten ist es also, die Nahrungsmittel frisch geerntet aus dem eigenen Garten, direkt auf den Tisch zu bringen, sofern möglich.

Die gesundheitsfördernden Eigenschaften von Obst und Gemüse liegen also nicht allein in den Vitaminen und Mineralstoffen begründet, sondern auch in den sekundären Pflanzenstoffen. Und zwar jedes auf seine spezielle Art.

Daher auch die Empfehlung möglichst vielfältig zu essen und Farbe auf den Teller zu bringen. Iss täglich Obst und Gemüse von jeder Farbe: rot, gelb, orange, grün, violett und weiß.

Mach also Deinen Teller bunt! Als Inspiration hier einige Beispiele für die verschiedenfarbigen Obst- und Gemüsesorten

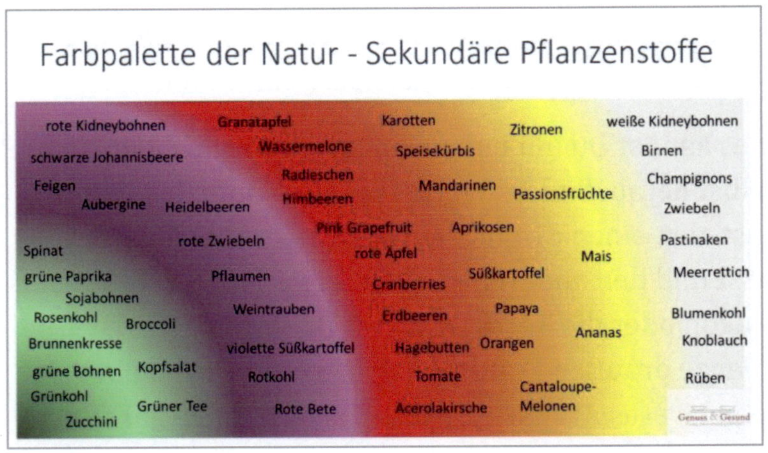

Abbildung 15: Sekundäre Pflanzenstoffe: Farbpalette der Natur

Und so könnte die Farbpalette in Natura aussehen.

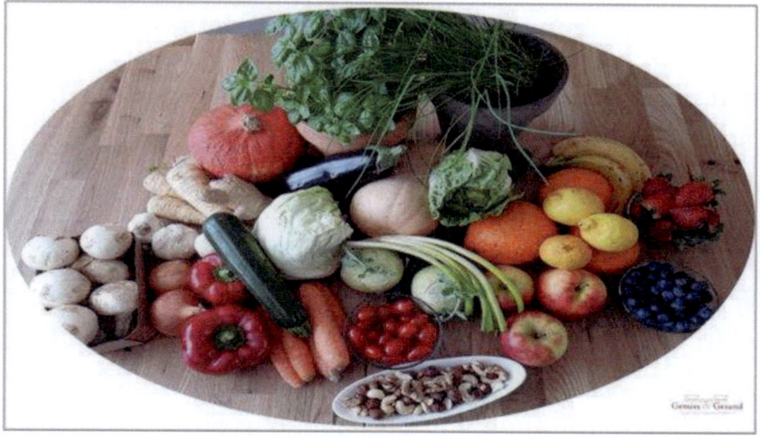

Abbildung 16: Farbenfrohe Lebensmittel

4.5 Nährstoffe im Einzelnen

Mikronährstoffe wie z. B. Vitamine sind lebensnotwendige Substanzen, die wir in ausreichenden Mengen mit der Nahrung aufnehmen müssen. Eine kurze Minderversorgung kann der Organismus bis zu einem bestimmten Grad kompensieren. Eine langfristig ungenügende Zufuhr kann zu einer weitreichenden Unterversorgung führen mit der Folge, dass Stoffwechselwege nicht mehr rund laufen und langfristig schwere Erkrankungen entstehen können. Bevor eindeutige klinische Zeichen erkennbar werden, kommt es zunächst zu sehr unspezifischen Symptomen. Viele Betroffene klagen über Erschöpfung, Müdigkeit, Konzentrationsstörungen, Energieverlust.

Diese könnten als ein frühes Zeichen für eine Minderversorgung mit Nährstoffen hindeuten.

Auch wenn die hier aufgeführten Symptome mannigfache andere Ursachen haben können, sollte dennoch über die Ernährung zumindest mal nachgedacht werden.

Am besten ist es, wenn der Nährstoffbedarf mit natürlichen Lebensmitteln gedeckt werden kann. Die natürlichen Nährstoffe aus den Lebensmitteln können besser aufgenommen werden, liegen in einer ausgewogenen Mischung vor und können nicht überdosiert werden. Es sind ja nicht die einzelnen Nährstoffe, die die Gesundheit ausmachen, sondern deren ausgewogene Zusammensetzung. Schließlich isst man mit dem Apfel ja nicht allein das Vitamin C, sondern nimmt ebenso Mineralien, Ballaststoffe, Wasser und sekundäre Pflanzenstoffe auf, die die Pflanze ausbildet. Doch manchmal kann das unter Umständen nicht ausreichen.

In solchen Fällen, in denen die Zufuhr über die Ernährung nicht ausreicht, sollte eine gezielte Supplementierung von Vitaminen und anderen Mikronährstoffen in Erwägung gezogen werden.

Der gezielte Einsatz von Mikro- und Makronährstoffen kann die Einstellbarkeit des Stoffwechsels erleichtern, die Wirksamkeit von Medikamenten unterstützen, das

Risiko für diabetische Folgeschäden senken und helfen, die Lebensqualität zu verbessern.

4.6 Nährstoffe – Diabetiker benötigen mehr!

Im Vergleich zu Stoffwechselgesunden haben Diabetiker erkrankungsbedingt einen höheren Bedarf an Nährstoffen (Vitaminen und Mineralstoffen), der unter Umständen nicht mehr allein durch die Ernährung abgedeckt werden kann.

Warum ist dies so? Verantwortlich sind hierfür sind krankheitsbedingte Faktoren.

1. Gestörter Zucker- und Fettstoffwechsel:
   ⇨ Durch die Störung im Zucker- und Fettstoffwechsel und dem daraus resultierenden hohen Blutzuckerspiegel wird der Körper mit zellschädigenden Sauerstoffradikalen und Stoffwechselprodukten belastet.
2. Vermehrte Ausscheidung über den Urin und ggf. Störung der Nierenfunktion:
   ⇨ Hohe Blutzuckerwerte führen zu einer erhöhten Wasserausscheidung über die Nieren. Allein schon mit dieser zuckerbedingten vermehrten Wasserausscheidung

können auch verstärkt Nährstoffe wie Mineralstoffe ausgeschieden werden.

⇨ Ist die Nierenfunktion gestört, werden auch nochmal zusätzlich Nährstoffe über die Niere ausgeschwemmt, beispielsweise Magnesium. Diese Mineralstoffe fehlen dann im Organismus.

3. Einnahme von Medikamenten (z. B. Metformin, Diuretika, Säureblocker):

⇨ Medikamente können zu einer verminderten Resorption und Verwertung der Nährstoffe beitragen. Durch Säureblocker und Metformin wird beispielsweise die Aufnahme von Vitamin B12 gestört (siehe Kapitel 5.3.7).

Bei Fehlen von bestimmten Nährstoffen können Stoffwechselprodukte nicht abgebaut werden, lagern sich ab und richten Schäden im Organismus an, z. B. Homocystein, welches als Risikofaktor unter anderem für Herz-Kreislauf-Erkrankungen gilt.

Beim Diabetes mellitus sind folgende Mikronährstoffe von besonderer Bedeutung:

- Vitamin C
- Vitamin D
- B-Vitamine
- Magnesium
- Zink
- Chrom

- Omega-3-Fettsäuren
- Coenzym Q10
- α-Liponsäure
- Ballaststoffe

Lass‘ uns im Folgenden anschauen, welche Funktionen diese Nährstoffe im Körper haben und vor allen Dingen, welchen Einfluss sie auf den Diabetes haben können.

5 Einfluss der Nährstoffe auf den Stoffwechsel bei Diabetes – Wissenschaftlicher Hintergrund

5.1 Vitamin C (Ascorbinsäure)

Das wasserlösliche Vitamin C ist wohl das bekannteste unter den Vitaminen. Es ist ein Antioxidans und schützt als Radikalfänger die Körperzellen vor aggressiven Sauerstoffverbindungen. Das ist aber nicht die einzige Wirkung des Vitamin C. Der Körper braucht es für weitere vielfältige Vorgänge und Aufgaben. Nicht nur für die Immunfunktion, sondern auch für die Bildung von Nervenbotenstoffen (Neurotransmittern). Es ist außerdem wichtig für die Kollagenbildung, für den Fettstoffwechsel und für eine ganze Reihe von weiteren Stoffwechselprozessen im Körper.

Auch beim Diabetes mellitus hat Vitamin C eine besondere Bedeutung. Eine Erhöhung der Vitamin-C-Konzentrationen reduziert das Diabetesrisiko im Falle eines noch nicht diagnostizierten erhöhten Blutzucker-spiegels um nahezu ein Drittel (Gröber, Kisters, & Schmidt, MMP 37. Jahrgang 8/2014).

Zwischen dem HbA1C-Wert und dem Vitamin C-Status besteht eine Korrelation. Forscher haben in einer Studie an 2 898 Männern und 3 560 Frauen im Alter zwischen 45 und 74 Jahren festgestellt, dass sich bei der Messung des Langzeit-Blutzucker-Wertes HbA1C ein Zusammenhang mit dem Vitamin C darstellen lässt:

Die Vitamin-C-Konzentration ist bei Personen mit einem niedrigen HbA1C-Wert (<7 %) signifikant höher als bei Personen mit einem hohen HbA1C-Wert (>7 %) (Gröber, Kisters, & Schmidt, MMP 37. Jahrgang 8/2014).

Das heißt also: Personen, deren HbA1C-Wert erhöht ist, haben eine niedrigere Vitamin-C-Konzentration und damit eine schlechtere Vitamin-C-Versorgung. Und umgekehrt: Personen mit einer besseren Vitamin-C-Versorgung haben einen niedrigeren HbA1C-Wert.

Diabetiker weisen im Vergleich zu Gesunden einen um bis zu 30 % niedrigeren Vitamin-C-Spiegel im Blut sowie erniedrigte Vitamin-C-Konzentrationen in den Zellen auf.

5.1.1 Vitamin-C-Wirkung und Diabetes

5.1.1.1 Verzuckerte Eiweiße - AGEs

Wir haben bereits gesehen, wie Zucker körpereigene Eiweiße verkleben kann. Die so entstandenen Endprodukte werden AGEs genannt (engl. "advanced glycation endproducts)

Diese verzuckerten Eiweiße lösen Entzündungen an Gefäßen und Nerven aus, beeinträchtigen die Durchblutung und sind maßgeblich für die Entwicklung der diabetischen Begleit- und Folgeerkrankungen verantwortlich. Insbesondere in den Blutgefäßen führen AGEs zu Schädigungen, indem sie dort die Bildung von Ablagerungen fördern (Atherogenese). Dies könnte zu einer Verengung oder gar zum Verschluss von Blutgefäßen führen (Gröber, Kisters, & Schmidt, MMP 37. Jahrgang 8/2014). Der Verschluss von Blutgefäßen kann in einen Herzinfarkt oder Schlaganfall münden.

Das HbA1C ist eines dieser gebildeten Glycationsprodukte, ein verzuckertes Eiweiß. Es entsteht aus der Reaktion des roten Blutfarbstoffs Hämoglobin (Hb) mit dem Zucker. Der HbA1C-Wert wird im Verlauf des Diabetes mellitus als Therapieverlaufskontrolle herangezogen, da er indirekt Auskunft über die Blutzuckerspiegel der letzten drei bis vier Monate gibt. Aber auch Hormone wie das Insulin können strukturell

und funktionell durch Zucker geschädigt werden und büßen dadurch ihre Wirksamkeit ein.
Vitamin C ist in der Lage, die Bildung von AGEs zu hemmen. Also derjenigen Stoffe, die an der Entwicklung diabetischer Spätfolgen und neurodegenerativer Erkrankungen maßgeblich beteiligt sind.

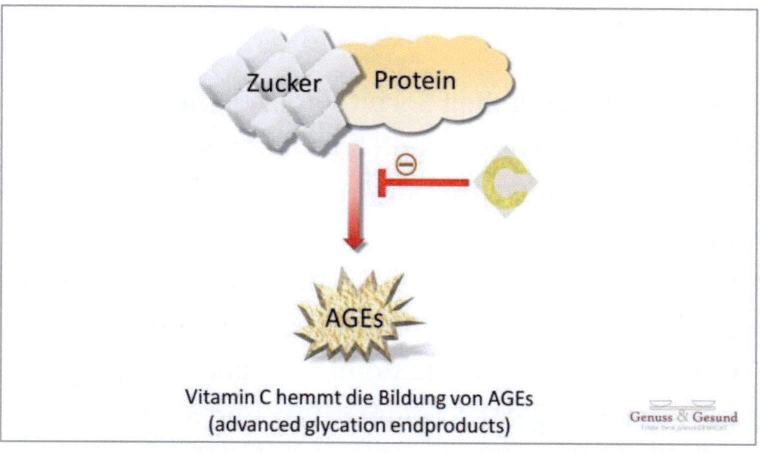

Abbildung 17: Vitamin C-Wirkung auf die Bildung von AGEs [Quelle: nach (IMD Labor Berlin)]

In diesen Mechanismen spielt Vitamin C eine wichtige Rolle in Prävention und Therapie von diabetischen Spätschäden an Nerven und Gefäßen, wie Neuropathien, Arteriosklerose und Augenschäden (Retinopathien) (Gröber, Orthomolekulare Medizin, 2002, S. 37).

5.1.1.2 Sorbitol

Sorbitol ist ein Umwandlungsprodukt der Glucose und tritt als Zwischenstufe bei der Umwandlung von Glucose in Fructose auf.
Ein hoher Blutzuckerspiegel führt zur Anreicherung von Sorbitol in den Zellen. Hohe Sorbitolkonzentrationen lassen den Energiestoffwechsel zusammenbrechen.

Eine Folge der zu hohen Sorbitolkonzentrationen in den Zellen ist eine verminderte Nervenleitgeschwindigkeit, ein typisches Frühsymptom der diabetischen Neuropathie.
Dies ist eine Nervenschädigung, die sich unter anderem mit Kribbeln, Ameisenlaufen, Pelzigkeits- und Taubheitsgefühlen, brennenden, bohrenden Schmerzen und einer verringerten Temperatur- und Schmerzempfindlichkeit äußert.

In einer kontrollierten Studie konnte gezeigt, werden, dass die Anhäufung von Sorbitol in der Zelle durch hohe Vitamin-C-Gaben signifikant reduziert werden konnte. So führte eine tägliche Gabe von 2 000 mg Vitamin C bei Diabetikern zu einer Senkung der Sorbitolkonzentration in den roten Blutkörperchen (Erythrozyten) um 44,5 % (Gröber, Kisters, & Schmidt, MMP 37. Jahrgang 8/2014).

Vitamin C kann somit die Anhäufung von Sorbitol in den Zellen reduzieren.

5.1.2 Insulinwirkung und Vitamin C

Insulin fördert nicht nur den Transport von Glucose, sondern auch den von Vitamin C in die Zellen. Diese beiden Substanzen konkurrieren somit um denselben zellulären Transportmechanismus.

Bei einer zu hohen Blutzuckerkonzentration bemüht sich der Körper primär, das Überangebot an Glucose *aus* dem Blut *in* die Zelle zu bekommen. Die Transportmechanismen sind dann mit der Glucose ausgelastet.

Da Vitamin C dieselben Transportmechanismen in Anspruch nimmt, wird durch das Zuviel an Glucose die Aufnahme von Vitamin C in die Zellen beeinträchtigt.

Das heißt also: die Aufnahme von Vitamin C in die Zelle wird durch Insulin gefördert aber durch hohe Blutzuckerkonzentrationen gehemmt (Gröber, Kisters, & Schmidt, MMP 37. Jahrgang 8/2014).

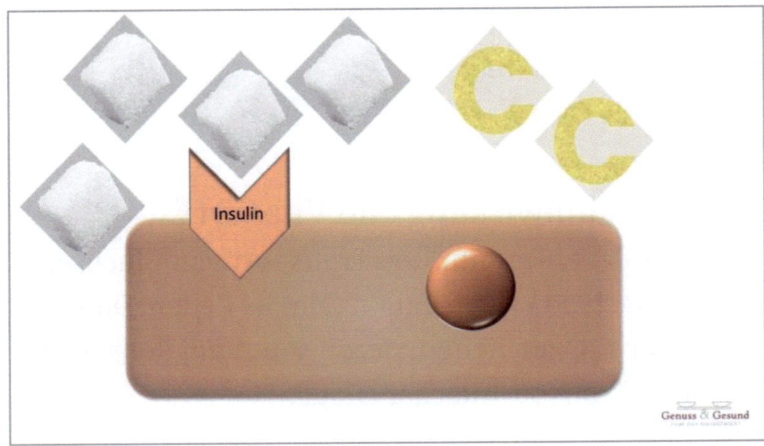

Abbildung 18: Vitamin C-Aufnahme in die Zelle konkurriert mit Zucker

Die Folge von erniedrigten Vitamin-C-Konzentrationen innerhalb der Zellen, aufgrund der erhöhten Blutzuckerwerte, ist oxidativer Stress. Dieser oxidative Stress kann dann wiederum in die gefürchteten diabetischen Spätschäden an Nieren, Nerven, Augen und Gefäßen münden.

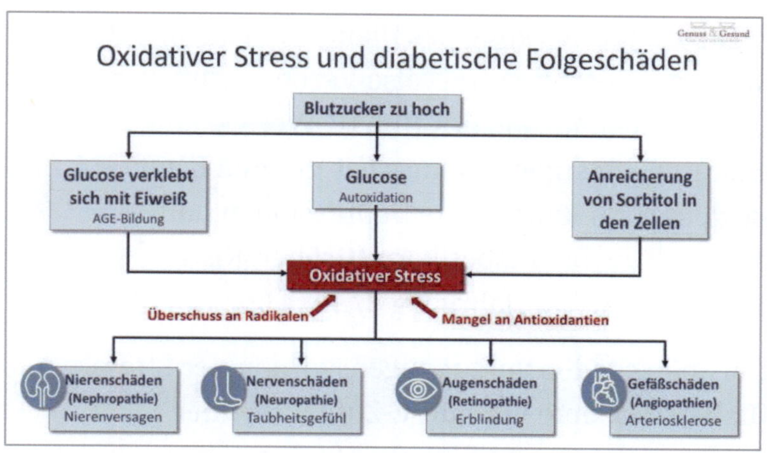

Abbildung 19: Oxidativer Stress und diabetische Folgeschäden [Quelle: nach (Gröber, Mikronährstoff-Beratung Indikationen - Ein Arbeitsbuch, 2020)]

In einer Studie (randomisierte placebokontrollierte Doppelblindstudie) mit Typ-2-Diabetikern zeigte sich, dass die Einnahme von 2×500 mg Vitamin C pro Tag über einen Zeitraum von vier Monaten im Vergleich mit einem Placebo folgende Verbesserungen brachte:

Es fand sich eine signifikante Abnahme der Insulinresistenz, der HbA1C- und der Cholesterin-konzentration. Ferner zeigte sich eine Verbesserung des antioxidativen Status (Gröber, Orthomolekulare Medizin, 2002, S. 243); (Paolisso, Balbi, Volpe, Varricchio, & Gambardella, 1995).

In einer weiteren Untersuchung (Doppelblindstudie) konnte gezeigt werden, dass eine Vitamin-C-Einnahme von 2×500 mg pro Tag auch die stoffwechselregulierende Wirkung des Diabetesmedikaments Metformin verbesserte – also Verbesserung der Insulinresistenz und des HbA1C-Wertes. Einen weiteren günstigen Einfluss hat Vitamin C auf Begleiterkrankungen wie Depressionen und Parodontitis bei Diabetikern (Gröber, Kisters, & Schmidt, MMP 37. Jahrgang 8/2014).

Um Spätschäden vorzubeugen, wird in der Literatur Diabetikern eine Vitamin-C-Zufuhr in einer Größenordnung von 500 bis 3 000 mg über den Tag verteilt empfohlen (Gröber, Orthomolekulare Medizin, 2002); (Gröber, Mikronährstoffe - Beratungsempfehlungen für die Praxis, 2006).

5.1.3 Vitamin C in der Nahrung

Im Vergleich zu Getreide, Fleisch und Milchprodukten sind Obst und Gemüse die besseren Vitamin-C-Lieferanten. Die Erstgenannten enthalten relativ wenig Vitamin C. Besonders reich an Vitamin C sind z. B. Hagebutten, Broccoli, Paprika, Kiwi, Orangen, um nur einige zu nennen.

Es ist aber zu bedenken, dass durch eine Vorbehandlung von Obst und Gemüse mit Chemikalien oder schon durch die Einwirkung des Sonnenlichtes (UV-Strahlung) der Vitamin-C-Gehalt dieser Lebensmittel stark reduziert werden kann.

Ein weiterer Faktor, der bedacht werden muss, ist, dass Vitamin C wasserlöslich ist und durch Oxidation verloren gehen kann. So kann sich durch Kochen und falsche Zubereitung das Vitamin C im Wasser lösen und wird dann mit dem Kochwasser ausgeschüttet. Auch durch falsche Lagerung kann der Vitamin-C-Gehalt bis auf null absinken.

Wenn also das Obst nach der Ernte zunächst auf einem langen Transportweg geschickt worden ist, dann bis zum Verkauf in einer Lagerhalle gelagert wurde und nach dem Einkauf dann noch zu Hause auf dem dekorativen Obstteller liegt – dann kann sich der Vitamin-C-Gehalt schon deutlich vermindert haben.

5.1.4 Zusammenfassung

C

Vitamin C und Diabetes

Vitamin C

- ⇨ hemmt die Bildung von AGEs
  - ✓ damit hilft es, den HbA1C-Wert niedrig zu halten
- ⇨ vermindert die Anhäufung von Sorbitol in den Zellen
  - ✓ Energiestoffwechsel wird geschützt
  - ✓ hilft die Nervenleitgeschwindigkeit beizubehalten
- ⇨ erhöht den Vitamin-C-Gehalt in den Zellen
  - ✓ schützt vor oxidativem Stress
  - ✓ hilft, diabetischen Spätschäden vorzubeugen

5.2 Vitamin D (Cholecalciferol)

Vitamin D gehört zu den fettlöslichen Vitaminen und nimmt unter den Vitaminen eine Sonderstellung ein. Es kann vom Körper in den Hautzellen mit Hilfe des Sonnenlichtes selbst aufgebaut werden und hat eine hormonähnliche Wirkung. Daher wird es oft auch als „Sonnenhormon" bezeichnet.

Vitamin D ist nicht nur für den Knochenaufbau, sondern auch für einen reibungslosen Zucker- und Fett-stoffwechsel notwendig. Ein weiterer positiver Effekt von Vitamin D ist, dass es die schädigende Wirkung der verzuckerten Eiweiße (AGEs) auf die Gefäße hemmen kann.

Nach Ergebnissen zahlreicher Studien, muss ein Vitamin-D-Mangel als ein wichtiger Risikofaktor für die Entstehung des Typ-1- und Typ-2-Diabetes-mellitus, sowie des metabolischen Syndroms angesehen werden.

Die Entstehung des Typ-1-Diabetes wird durch eine Autoimmunreaktion hervorgerufen, welche die Zerstörung der Insulinproduzierenden Zellen der Bauchspeicheldrüse zur Folge hat. Der schützende Effekt von Vitamin D ist mit dessen immun-modulierenden und antientzündlichen Effekt zu erklären: In seiner aktiven Form $1{,}25(OH)_2D$ (1,25 - Dihydroxycholecalciferol) vermindert das Vitamin D die Produktion derjenigen entzündungsfördernden

Substanzen, die an der Zerstörung der Insulin-produzierenden Zellen beteiligt sind (z.B. TNF-α). Auf diese Weise kann Vitamin D dem Auftreten eines Typ-1-Diabetes entgegenwirken. (Gröber & Holick, Vitamin D - Die Heilkraft des Sonnenvitamins, 2020, S. 297); (Gröber, Kisters, & Schmidt, MMP 37. Jahrgang 8/2014).

Eine mangelhafte Versorgung mit Vitamin D ist eine wesentliche Ursache für eine Insulinresistenz und für die schlechte Zuckerverwertung im Stoffwechsel. Von einer mangelhaften Vitamin-D-Versorgung spricht man, wenn der gemessene Laborwert 25(OH)D (25-Hydroxycholecalciferol) unter 30 ng/ml liegt.

Eine Unterversorgung mit Vitamin D ist sehr weit verbreitet. In einer im Jahr 2016 durchgeführten Studie wurde der Vitamin-D-Status von 55 844 Europäern ausgewertet (ODIN-Studie, veröffentlicht 2016 in American Journal of Clinical Nutrition). Das Ergebnis zeigte, dass 84 % eine Unterversorgung mit Vitamin D aufwiesen (25(OH)D-Status <30 ng/ml) (Gröber & Holick, Vitamin D - Die Heilkraft des Sonnenvitamins, 2020).

5.2.1 Eigenproduktion von Vitamin D

Vitamin D kann unter dem Einfluss von Sonnenstrahlen auf die Haut vom Körper selbst hergestellt werden. Inwieweit die Eigenproduktion noch in ausreichendem Maße möglich ist, hängt von der Sonneneinstrahlung (UVB-Strahlung) und vom Alter ab.

Die Menge des selbst produzierten Vitamin D sinkt mit steigendem Alter. Die Haut wird im Alter dünner und verliert zunehmend die Fähigkeit, mit Hilfe der Sonne, eigenes Vitamin D zu bilden. So hat bei einem 70-Jährigen, im Vergleich zu einem 20-Jährigen, die Fähigkeit der Haut, Vitamin D zu produzieren um bis zu 75 % abgenommen (Gröber & Holick, Vitamin D - Die Heilkraft des Sonnenvitamins, 2020).

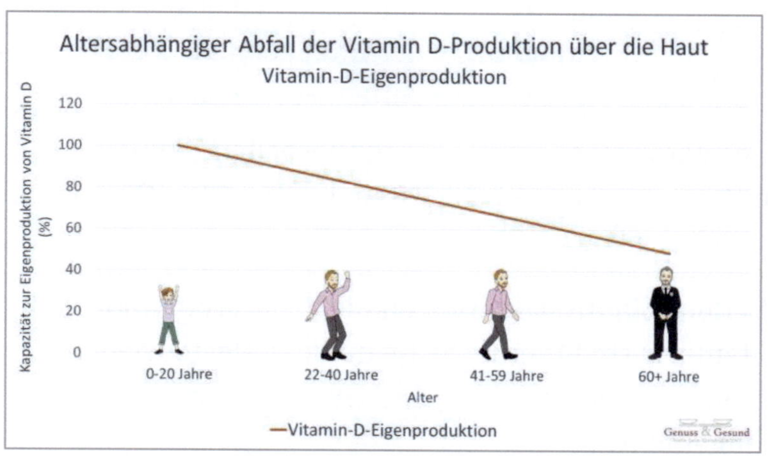

Abbildung 20: Kapazität der Vitamin-D-Eigenproduktion über die Jahre [Quelle: nach (Gröber & Holick, Vitamin D - Die Heilkraft des Sonnenvitamins, 2020), Daten aus: (Godar, Pope, Grant, & Holick, 2011)]

Die Bildung von Vitamin D in der Haut ist außerdem abhängig vom geografischen Breitengrad und dem jahreszeitlich bedingtem Einstrahlwinkel der Sonne (UV-Index).

In Deutschland kann in den sonnenreichen Monaten April bis September Vitamin D in der Haut gebildet werden. In den anderen Monaten steht die Sonne nicht hoch genug am Himmel, um unsere Haut mit den notwendigen UV-Strahlen von 290–315 nm zu versorgen.

Faustregel:

Ist der Schatten des Körpers größer als die Körpergröße, kann in der Regel kein Vitamin D in der Haut gebildet werden.

Eine natürliche Vitamin-D-Synthese über die Haut mithilfe des Sonnenlichts ist in den Monaten Oktober bis März nicht möglich.

Weitere Einflussfaktoren auf die Eigenproduktion von Vitamin D sind Hautfarbe (je dunkler, desto weniger Vitamin D wird gebildet) und UV-Schutz mit Sonnenmilch.

5.2.2 Insulin und Vitamin D

Die Bildung und Verwertung von Insulin ist maßgeblich vom Sonnenhormon Vitamin D abhängig. Nicht nur die Insulinproduktion wird durch Vitamin D angeregt, es verbessert auch die Insulinempfindlichkeit des Körpers.

Wird der Körper nur unzureichend mit Vitamin D versorgt, führt dies dazu, dass die Körperzellen unempfindlicher auf das Insulin reagieren. Damit erhöht sich die Insulinresistenz. Die ungenügende Versorgung mit Vitamin D wird als eine der wesentlichen Ursachen für eine Insulinresistenz angesehen. Von einer Unterversorgung mit Vitamin D spricht man, wenn der 25(OH)D-Wert (=Laborwert) im Blut unter 30 ng/ml liegt.

Wie beeinflusst Vitamin D die Insulinresitenz?

Man geht davon aus, dass dieser Einfluss auf der antientzündlichen Wirkung von Vitamin D beruht.

Die beiden Entzündungsfaktoren TNF-α und IL-6 werden in den Fettzellen im Bauchraum gebildet, im sogenannten viszeralen Fettgewebe, insbesondre bei Übergewicht. Sie können die Empfindlichkeit der Körperzellen auf Insulin verringern und somit die Insulinresistenz steigern.

In seiner hormonaktiven Form 1,25$(OH)_2$D kann Vitamin D die entzündungsfördernden Eigenschaften der Entzündungsfaktoren TNF-α und IL-6 unterdrücken. Somit kann Vitamin D einer Insulinresistenz entgegenwirken (Gröber, Kisters, & Schmidt, MMP 37. Jahrgang 8/2014).

Die gesteigerte Bildung von TNF-α und IL-6 bei Übergewichtigen spielt nicht nur bei der Entstehung einer Insulinresistenz eine wichtige Rolle, sondern auch bei der Entwicklung einer Fettleber, die selbst wiederum die Ursache weiterer Krankheitsfaktoren ist.

Aus diesem Grunde zählt Übergewicht zu einer der Hauptrisikofaktoren bei der Entwicklung eines Typ-2-Diabetes.

5.2.3 Zusammenhang zwischen Übergewicht – Vitamin-D-Mangel und metabolischem Syndrom.

Das metabolische Syndrom wird auch als das tödliche Quartett bezeichnet, bestehend aus bauchbetontem Übergewicht, Bluthochdruck, Insulinresistenz und Fettstoffwechselstörungen. Diese Faktoren münden sehr häufig in einen Typ-2-Diabetes-mellitus.

Eine Vitamin-D-Unterversorgung wird als wichtiger unabhängiger und treibender Risikofaktor für das metabolische Syndrom angesehen.

Studien zeigten, dass adipöse Personen mit einem deutlichen Vitamin-D-Mangel (25(OH)D < 11,6 ng/ml) gegenüber Personen mit etwas höheren Vitamin-D-Werten (25(OH)D >21,4 ng/ml) ein vierfach erhöhtes Risiko für die Entwicklung eines metabolischen Syndroms haben. (Gröber & Holick, Vitamin D - Die Heilkraft des Sonnenvitamins, 2020, S. 162).

Einer weiteren Studie zufolge beschleunigt ein Vitamin-D-Mangel (25(OH)D-Wert im Blut <20 ng/ml) stark das Voranschreiten eines Prädiabetes zum manifesten Typ-2-Diabetes (Gröber, Kisters, & Schmidt, MMP 37. Jahrgang 8/2014).

Darüber hinaus hat ein Vitamin-D-Mangel, aktuellen Daten zufolge, auch beim metabolischen Syndrom einen Einfluss auf die Sterblichkeit. So zeigte sich in der LURIC-Studie an 1 801 Patienten mit metabolischem Syndrom, dass ein guter Vitamin-D-Status (25(OH)D >30 ng/ml) mit einer 75-%igen Reduktion der Gesamtsterblichkeit einherging, im Vergleich zu Patienten mit einem schweren Vitamin-D-Mangel (25(OH)D <10 ng/ml) (Gröber, Mikronährstoff-Beratung Indikationen - Ein Arbeitsbuch, 2020, S. 47)

Wegen dieser engen Beziehung von Vitamin-D-Versorgung und Diabetes mellitus sollten Diabetiker daher grundsätzlich ihren Vitamin-D-Status kontrollieren lassen und darauf achten, dass dieser

Normalwerte aufweist. Im Blut wird die Transportform von Vitamin D gemessen – das 25(OH)D. Optimalerweise sollte dessen Wert bei 40–60 ng/ml (bzw. bei 40–60 µg/l) liegen.

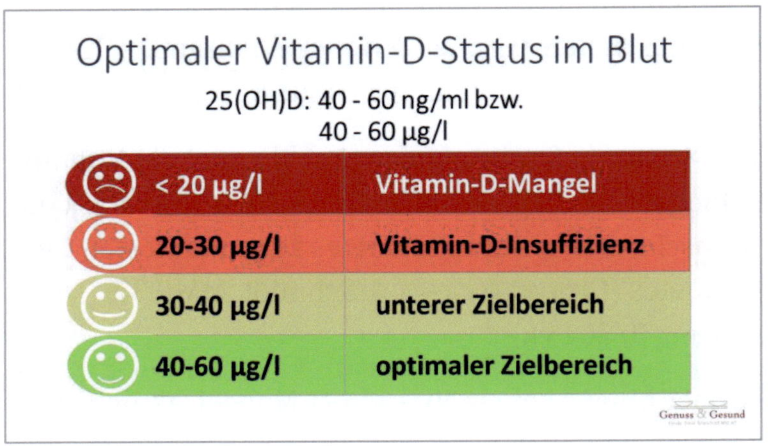

Abbildung 21: Optimaler Vitamin-D-Status [Quelle: eigene Darstellung; Daten aus: (Gröber & Kisters, Arzneimittel als Mikronährstoffräuber, 2017)]

Gegebenenfalls ist über eine Substitution mit Vitamin D nachzudenken.

Wie Beispiele und Beobachtungen aus der Praxis zeigen, ist nicht auszuschließen, dass der Bedarf an Insulin und Diabetesmedikamenten durch einen guten Vitamin-D-Status verringert werden kann (Gröber, Kisters, & Schmidt, MMP 37. Jahrgang 8/2014).

5.2.4 Vitamin D im Zusammenspiel mit anderen Mikronährstoffen

Damit das mit der Nahrung zugeführte oder selbst produzierte Vitamin D in seine Wirkform umgestaltet werden kann, werden weitere Mikronährstoffe benötigt.

Das Vitamin D muss von seiner Speicher- und Transportform 25(OH)D in seine hormonaktive Form $1{,}25(OH)_2D$ umgewandelt werden. Dazu werden Magnesium, Vitamin B2 (Riboflavin) und Vitamin C benötigt. Um eine gute Vitamin-D-Wirkung zu gewährleisten, ist somit auch eine gute Versorgung mit diesen Nährstoffen wichtig (siehe Abbildung 22: Vitamin-D-Stoffwechsel)

Ebenso muss das enthaltene D3 (Cholecalciferol) bzw. D2 (Ergocalciferol) bei der Nahrungsergänzung mit Vitamin-D-Präparaten in die hormonaktive Form $1{,}25(OH)_2D$ umgebaut werden – das heißt: Auch bei der Einnahme von Vitamin-D-Präparaten muss eine ausreichend gute Versorgung mit den anderen, am Umbau teilhabenden Mikronährstoffen gewährleistet sein, damit das (eingenommene) Vitamin D seine Wirkung entfalten kann.

Falls die 25(OH)D-Konzentration unter einer Vitamin-D-Therapie nicht ausreichend ansteigt, kann dies auf eine Störung von Cofaktoren im Vitamin-D-Stoffwechsel zurückzuführen sein, z. B. einem Magnesiummangel.

So kann ein Mangel an Magnesium in der weiteren Folge daher ebenfalls zu einem Vitamin-D-Mangel führen.

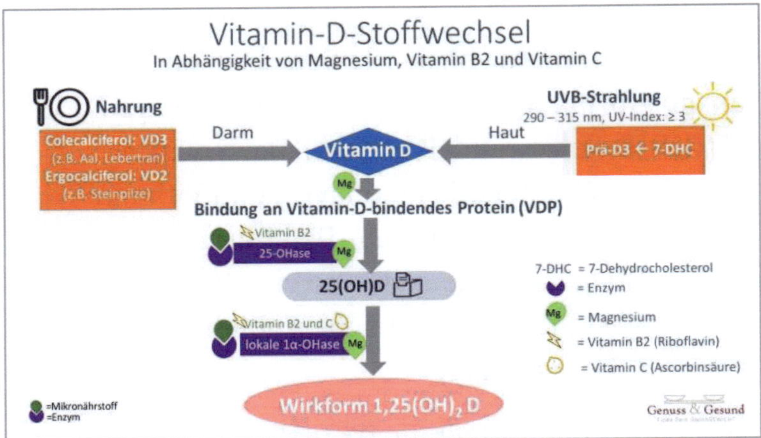

Abbildung 22: Vitamin-D-Stoffwechsel [Quelle: nach (Gröber & Holick, Vitamin D - Die Heilkraft des Sonnenvitamins, 2020)]

5.2.5 Vitamin-D-Mangel als Risikofaktor für Übergewicht? - Übergewicht als Risikofaktor für einen Vitamin-D-Mangel?

Eine weitere positive Wirkung von Vitamin D besteht darin, dass es die Bildung des appetitzügelnden Hormons Leptin in den Fettzellen fördert. Ist hingegen zu wenig Vitamin D vorhanden, führt dies daher zu einer verminderten Produktion des appetitzügelnden Leptins, der Appetit ist ungebremst und es wird weiter gegessen.

Umgekehrt befeuert das Übergewicht selbst einen Vitamin-D-Mangel weiter, denn wenn der Anteil an Körperfett zu hoch ist, verschwindet das Sonnen-vitamin im Körperfett und wird dort vermehrt abgebaut – es steht somit dem Organismus nur noch eingeschränkt zur Verfügung.

Übergewichtige haben deshalb einen zwei- bis dreimal so hohen Vitamin-D-Bedarf wie Normalgewichtige. Wie viel ein Übergewichtiger wirklich braucht, lässt sich nur durch Kontrolle des 25(OH)D-Status unter der Supplementierung von Vitamin D herausfinden (Gröber & Holick, Vitamin D - Die Heilkraft des Sonnenvitamins, 2020, S. 161).

Wie weiter oben schon angeführt, haben Menschen mit Adipositas und einem Vitamin-D-Mangel, ein mehr als vierfach erhöhtes Risiko, ein metabolisches Syndrom zu entwickeln (Gröber & Holick, Vitamin D - Die Heilkraft des Sonnenvitamins, 2020, S. 162).

5.2.6 Vitamin D in der Nahrung

Vitamin D kann mit Hilfe des Sonnenlichtes in der Haut selbst aufgebaut werden.

Den Vitamin-D-Bedarf über die Nahrung zu decken, ist nur in begrenztem Maße möglich, da es nur wenige Lebensmittel gibt, die Vitamin D in nennenswerten Mengen enthalten. Das sind in der Regel Lebensmittel tierischer Herkunft, wie Fettfische (z. B. Lachs, Hering, Makrele), außerdem Leber und Lebertran, Eigelb und mit Vitamin D angereicherte Margarine. Ein paar Speisepilze (z. B. Steinpilze oder Champignons) könnte man als Quelle für pflanzliches Vitamin D nennen, sofern sie an der Sonne getrocknet worden sind. Durch das Trocknen in der Sonne wird in den Pilzen mit Hilfe der UV-Bestrahlung Vitamin D2 (Ergocalciferol) gebildet (Gröber & Holick, Vitamin D - Die Heilkraft des Sonnenvitamins, 2020, S. 53).

Der Vitamin-D-Gehalt wird in Mikrogramm (µg) oder in internationale Einheiten (I.E.) angegeben. 1 µg entspricht dabei 40 I.E. wobei dann 1 I.E. einer Menge von 0,025 µg entspricht.

Der Vitamin-D2-Gehalt in 100 g Champignons liegt bei etwa 120 I.E. Um eine Vitamin-D-Menge zu erreichen, die für die tägliche Abdeckung des präventiven Vitamin-D-Bedarfs von 2 000–4 000 I.E. ausreichen würde, müsste man täglich 2 700–5 400 g Champignons essen.

Im Vergleich dazu enthält 100 g Lebertran 12 000 I.E. Vitamin D – davon bräuchte man täglich nur etwa 17–34 g zu sich zu nehmen, um den präventiven Vitamin-D-Bedarf decken zu können (DGE - Ausgewählte Fragen und Antworten zu Vitamin D, 2012) (Gröber & Holick, Vitamin D - Die Heilkraft des Sonnenvitamins, 2020, S. 52).

5.2.7 Zusammenfassung

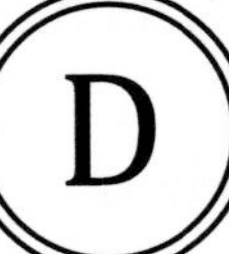

Vitamin D und Diabetes

Vitamin D hat Einfluss

- ⇨ auf die Bildung und Verwertung von Insulin
  - ✓ regt die Insulinproduktion an
  - ✓ hilft der Insulinresistenz vorzubeugen
- ⇨ auf die Entzündungsfaktoren TNF-α und IL-6
  - ✓ wirkt den schädigenden Wirkungen der Entzündungsfaktoren entgegen
- ⇨ auf den Appetit
  - ✓ fördert die Bildung des appetitzügelnden Hormons Leptin

5.3 B-Vitamine

5.3.1 B-Vitamine allgemein

Die B-Vitamine gehören zu den wasserlöslichen Vitaminen. Sie sind licht- und hitzeempfindlich, daher leicht zerstörbar.

Die Vitamine der B-Gruppe spielen im Stoffwechsel der Kohlenhydrate, der Fette und Eiweiße eine zentrale Rolle. Sie sind als Coenzyme von großer Bedeutung – ohne sie können die Stoffwechselbausteine nicht um- oder abgebaut werden. Insbesondere sind sie als „Nervenvitamine" für die Funktionalität des Nervensystems wichtig.

Die Vitamine B6, B12 sowie die Folsäure, welche ebenfalls zur Gruppe der B-Vitamine gezählt wird, sind unabdingbar für den Eiweißstoffwechsel und den Aufbau der Erbsubstanz DNA. Sie sind außerdem wichtig für die Energieerzeugung in den Zellen und damit im gesamten Organismus. Überdies werden die Vitamine benötigt für den Aufbau von Botenstoffen wie z. B. Adrenalin oder auch dem Glückshormon Serotonin sowie dem Schlafhormon Melatonin. Ein Mangel an B-Vitaminen kann den Aufbau von Hormonen stören.

Die Stoffwechsellage des Diabetikers ist zum einen mit einem höheren Bedarf, zum anderen mit einem erhöhten Verlust der B-Vitamine über die Niere assoziiert, insbesondere bei schlechter

Blutzuckereinstellung. Auch Medikamente können den Vitaminstatus beeinflussen. So kann z. B. die langfristige Einnahme des Diabetesmedikaments Metformin die Vitamin-B12-Konzentration um etwa 20 % senken. Auch säurehemmende Magen-medikamente wie z. B. Omeprazol und Pantoprazol können durch Senkung des pH-Wertes im Magen dort die Aufnahme vom Vitamin B12 stören.

Als neurotrope Vitamine werden diejenigen Vitamine bezeichnet, die auf die Nerven einwirken. Die Vitamine B1, B6 und B12 gehören in diese Kategorie, sie sind daher im besonderen Maße wichtig für das Nerven-system. Ein Mangel an diesen B-Vitaminen kann zu einer Vitaminmangel-bedingten Nervenstörung führen (Vitaminmangelneuropathie).

Dieselben B-Vitamine sind auch ursächlich bei der Entstehung der diabetesbedingten Nervenstörung (diabetische Neuropathie). Diese gefürchtete Spätfolge eines Diabetes äußert sich mit Empfindungsstörungen an den Gliedmaßen. Meist sind die Füße und Unter-schenkel betroffen, aber auch Hände und Unterarme können solche Symptome zeigen wie Kribbeln, Ameisenlaufen, Brennen, Schmerzen oder Taubheits-gefühl.

5.3.2 Antriebslosigkeit, Schlafstörung und B-Vitamine

Selbst die Stimmungslage und der Schlaf werden von den B-Vitaminen beeinflusst, indem sie im Stoffwechsel der dafür verantwortlichen Stoffe eine zentrale Rolle spielen.

Das Glückshormon Serotonin wird aus einem Eiweißbaustein, der Aminosäure L-Tryptophan, gebildet. Damit aus der Ausgangssubstanz L-Tryptophan das Serotonin entstehen kann, ist Vitamin B6 notwendig. Ist zu wenig L-Tryptophan oder zu wenig Vitamin B6 vorhanden, kann Serotonin nicht aufgebaut werden. Ein Mangel an Serotonin kann sich in Antriebslosigkeit, gedrückter Stimmungslage bis hin zur Depression äußern.

Ein Folgeprodukt des Serotonins ist das Schlafhormon Melatonin. Ist zu wenig Serotonin vorhanden, fehlt diese auch als Ausgangssubstanz für Melatonin. Dessen nicht ausreichende Produktion wiederum kann zu Schlafstörungen führen.

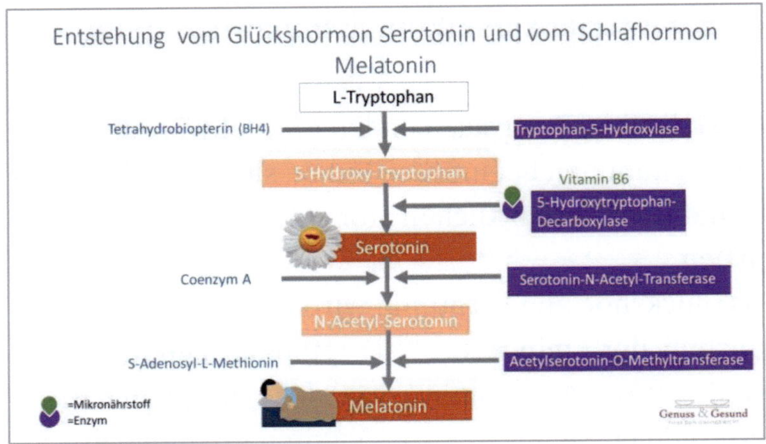

Abbildung 23: Serotonin- und Melatoninentstehung [Quelle: nach (Keim, 2021)]

5.3.3 Gefäßverschluss - Homocystein und Nährstoffe

Homocystein ist eine Aminosäure, die beim Abbau einer anderen Aminosäure anfällt. Es ist ein schädliches Zwischenprodukt, das in der Regel gleich wieder abgebaut wird. Für diesen Abbau benötigt der Körper jedoch Vitamin B6, B12 und Folsäure. Sind diese Vitamine nicht ausreichend vorhanden, kann Homocystein nicht abgebaut werden, es häuft sich im Körper an und kann Schäden anrichten.

Homocystein ist als eigenständiger Risikofaktor für den Verschluss von Gefäßen zu nennen. Ein Gefäßverschluss führt zu Schlaganfall oder Herzinfarkt, welche auch gefürchtete Spätfolgen des Diabetes mellitus sind.

In Studien wurden hohe Homocystein-Konzentrationen im Blut auch als Risikofaktor für die Entwicklung einer Demenz angesehen bis hin zur Risikoverdoppelung für eine Alzheimer-Demenz (Seshadri, Beiser, & Selhub, 2002; Linnebank, 2022).

Auch die Entwicklung der altersabhängigen Makuladegeneration (AMD) wird durch hohe Homocysteinspiegel begünstigt. Die AMD ist eine Augenerkrankung, die zur Erblindung führen kann (Jünemann, 2021).

Homocystein entsteht kurzfristig als Abbauprodukt der essenziellen Aminosäure Methionin. Das Methionin wird mit der Nahrung aufgenommen und wirkt antioxidativ. Es ist an Entgiftungsprozessen bzw. an der Regeneration von Leber und Nieren beteiligt.

Das bei der Verstoffwechselung von Methionin entstehende Homocystein ist eine schädliche Substanz, die in der Regel im Körper wieder unschädlich gemacht wird. Sie wird mit Hilfe der Nährstoffe Folsäure und Vitamin B12 wieder in Methionin regeneriert. Ist das nicht möglich, wird es über einen anderen Stoffwechselweg zu Cystathionin umgebaut. Dafür wird wiederum Vitamin B6 benötigt (siehe Abbildung 24: Homocystein-Abbau und Vitamine).

Da die Homocystein-Konzentration Auskunft über eine eventuelle Unterversorgung mit B-Vitaminen gibt, kann sie auch als primärer Marker für die Vitamin-B-Versorgung herangezogen werden (Kemper, 2021).

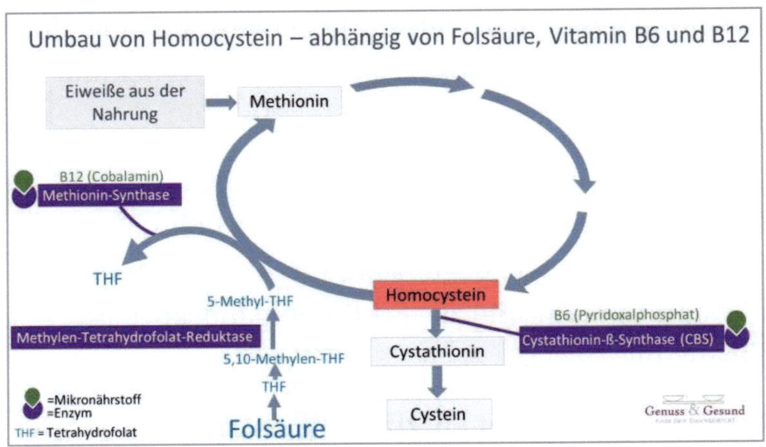

Abbildung 24: Homocystein-Abbau und Vitamine [Quelle: nach (Keim, 2021)]

5.3.4 Folsäure (Vitamin B9)

Folsäure gehört zur Gruppe der B-Vitamine und wird im Organismus unter Beteiligung von Vitamin C und Vitamin B12 in seine aktive Form Tetrahydrofolsäure (THF) umgewandelt.

Folsäure ist wichtig bei allen Prozessen, die mit Wachstum und Zellteilung einhergehen, da sie für den Aufbau der Erbsubstanz DNA notwendig ist, insbesondere in der Schwangerschaft.

Außerdem ist Folsäure am Umbau von Homocystein zu Methionin beteiligt. Ist die Folsäureversorgung vermindert, kann Homocystein nicht wieder zu Methionin regeneriert werden. Folge eines Folsäuremangels ist die Erhöhung der Homocysteinwerte.

Neben einem Mangel an Folsäure führt, wie oben schon erwähnt, auch ein Mangel an den B-Vitaminen B6 und B12 zu einer Erhöhung des Homocysteins, da es nicht abgebaut werden kann.

Die Bioverfügbarkeit der Folsäure ist wiederum abhängig von Zink.

Diabetiker weisen häufig einen Folsäuremangel auf, da sie einerseits zu wenig Folsäure über die Nahrung aufnehmen und andererseits die Bioverfügbarkeit der Folsäure durch Zinkdefizite limitiert ist.

5.3.4.1 Folsäure in der Nahrung

Gute Folsäurelieferanten sind grünes Gemüse, insbesondere Blattgemüse wie Spinat und Salate. Außerdem Tomaten, Hülsenfrüchte, Nüsse, Orangen, Sprossen, Weizenkeime und Vollkornprodukte sowie Kartoffeln. Aus tierischen Lebensmitteln wie Leber und Eiern wird Folsäure besser aufgenommen.

5.3.5 Vitamin B1 (Thiamin)

Vitamin B1 ist wichtig für die Funktion des Nervensystems, es ist am Energiestoffwechsel beteiligt sowie am Aufbau der Eiweiße.

Es ist ein wichtiges Nervenschutzvitamin. Ein Mangel an Vitamin B1 fördert die Entwicklung diabetischer Nervenschäden (diabetische Neuropathie).

Studien zufolge ist bei Diabetikern die Vitamin-B1-Konzentration durchschnittlich um 75 % erniedrigt, da der Verlust über den Urin deutlich erhöht ist (Gröber, Mikronährstoff-Beratung Indikationen - Ein Arbeitsbuch, 2020, S. 49).

Zur Vorbeugung eines krankheitsbedingten Mangels wird Diabetikern daher die Ergänzung mit Vitamin B1 empfohlen.

Das in der Therapie einer diabetischen Neuropathie eingesetzte Benfotiamin ist eine fettlösliche Vorstufe von Vitamin B1.

Für die Umwandlung von aufgenommenem Vitamin B1 (Thiamin) in seine physiologisch aktive Form TPP (Thiaminpyrophosphat) ist wiederum Magnesium notwendig.

5.3.5.1 Vitamin B1und Nervensystem

Vitamin B1 ist in den Zellwänden der Nervenstränge zu finden und nimmt so an der Übermittlung von Nervenimpulsen an das Gehirn teil. Außerdem ist Vitamin B1 wichtig für den erfolgreichen Stoffwechsel von mehreren wichtigen Nervenbotenstoffen im Gehirn, einschließlich Acetylcholin und dem Glückshormon Serotonin.

5.3.5.2 Vitamin B1und Energiestoffwechsel

In seiner aktiven Form TPP (Thiaminpyrophosphat - eine Verbindung von Vitamin B1 mit Magnesium) ist es lebenswichtig für die Energieproduktion.

5.3.5.3 Vitamin B1und Proteinaufbau

Vitamin B1 vermag beim Aufbau des Kollagens eine wichtige Rolle zu spielen. Kollagen ist das Hauptaufbauprotein im Körper. Es ist als Strukturprotein hauptsächlicher Bestandteil des Bindegewebes. Kollagene finden sich unter anderem in Sehnen, Bändern, Knochen und Knorpeln sowie in den Schichten der Unterhaut. Ein Mangel an Vitamin B1 wird mit einer verminderten Kollagenbildung und damit einer verschlechterten Wundheilung in Verbindung gebracht (Burgerstein, 2002, S. 91 ff).

5.3.5.4 Vitamin B1 in der Nahrung:

Vitamin B1 kommt nur in wenigen Lebensmitteln in großen Mengen vor. In vielen Lebensmitteln, die oft auf unseren Tellern zu finden sind, fehlt es sogar gänzlich. Zu nennen sind hier Weißmehl, geschälter Reis, Industriezucker, Öle, Fette und Alkohol.

Natürlicherweise reich an Vitamin B1 sind Vollkornprodukte wie Vollkornmehl und Haferflocken, Weizenkeime, Samen wie Sonnenblumen- und Pinienkerne, Muskelfleisch, insbesondre Schweinefleisch, Hülsenfrüchte wie Erbsen und Erdnüsse (DGE, Ausgewählte Fragen und Antworten zu Thiamin, 2015).

Die größten Mengen des Vitamin B1 im Korn findet sich im Keim. Beim Raffinieren geht ein großer Teil davon verloren. Im Vergleich zum Vollkornreis ist im geschälten Reis nur noch 1 % des ursprünglichen Vitamin-B1-Gehalts zu finden.

Vitamin B1 ist, wie die anderen B-Vitamine auch, hitzeempfindlich und wasserlöslich und daher leicht zerstörbar. Es wird bei der Verarbeitung und der Zubereitung von Lebensmitteln schnell weiter minimiert. So können z. B. beim Kochen vom Gemüse zwei Drittel des Vitamin-B1-Gehaltes verloren gehen – durch die Hitzezufuhr beim Kochen wird das Vitamin B1 zerstört, und das, was dann vielleicht noch vorhanden ist, wird im Kochwasser gelöst und anschließend weggeschüttet.

Auch Sulfite, die zur Konservierung von Lebensmitteln gebraucht werden (z. B. in getrockneten Früchten), Natron zum Backen und andere alkaline Lebensmittelzusätze zerstören das Vitamin B1. Einfrieren hingegen beeinträchtigt den Gehalt vom Vitamin B1 nicht.

Ein hoher Kaffee- und Teekonsum führt über deren hohen Gehalt an Gerbstoffen, Phenolen und Chlorogensäure zur Deaktivierung des Vitamin B1. So gesehen leeren Kaffee und Tee in großen Mengen den ohnehin schon sehr geringen Vitamin-B1-Speicher im Körper und verstärken dessen Mangel zusätzlich (Burgerstein, 2002, S. 91 ff).

5.3.6 Vitamin B6 (Pyridoxin)

Vitamin B6 ist als Coenzym an mehr als 100 verschiedenen Stoffwechselprozessen beteiligt. Es ist zusammen mit Vitamin B12 und Folsäure wichtig im Kohlenhydrat-, Fett- und Homocysteinstoffwechsel. Außerdem wird es benötigt für die Bildung von Nervenbotenstoffen, vom Glückshormon Serotonin und dem Schlafhormon Melatonin. Auch um die Bioverfügbarkeit von Zink sicherzustellen, wird Vitamin B6 benötigt.

Für den Diabetiker hat Vitamin B6 eine besondere Bedeutung, indem es die die Verzuckerung der körpereigenen Eiweiße vermindert, es vermindert also die Bildung von AGEs. Der Langzeitwert für den Blutzucker, das HbA1C, gehört ebenfalls zu den AGEs. Vitamin B6 trägt dazu bei, dass erhöhte HbA1C-Werte gesenkt werden können und es beugt der Entwicklung einer Nervenschädigung (diabetischen Neuropathie) vor.

Diabetiker haben einen höheren Bedarf an Vitamin B6, da bei ihnen durch die verstärkte Zuckerausscheidung über den Urin auch vermehrt B-Vitamine verloren gehen (Gröber, Orthomolekulare Medizin, 2002, S. 56 ff + 244 ff).

Eine Unterversorgung mit Vitamin B6 und Chrom wird seit Jahren im Zusammenhang mit einer verminderten

Glucosetoleranz diskutiert (Biesalski & Grimm, Taschenatlas Ernährung, 2011, S. 62).

Vitamin B6 ist ebenso wie Vitamin B1 licht- und hitzeempfindlich und kann bei der Zubereitung der Nahrung weiter dezimiert werden.
Zu den Folgen eines schweren Mangels gehören Anämie (auch Blutarmut genannt), Empfindungsstörungen in den Beinen und Armen, Schlafstörungen und Depression.

5.3.6.1 Vitamin B6 in der Nahrung

Vitamin B6 kommt in vielen Lebensmitteln vor, besonders in Vollkorngetreide, in Hasel- und Walnüssen, in rotem Paprika, in Sardinen, Makrelen sowie in Schweinefleisch – allerdings zeigt es aus pflanzlichen Quellen eine schlechtere Bioverfügbarkeit.

5.3.7 Vitamin B12 (Cobalamin)

Vitamin B12 ist unerlässlich für die Bildung der Myelinscheide, das ist die Nervenfasern umgebenden Schutzhülle. Zusätzlich soll Vitamin B12 deren Regeneration fördern und den Stoffwechsel der Nerven verbessern.

Außerdem ist es zusammen mit den Vitaminen B1 und B6 für die Energieversorgung erforderlich.
Vitamin B12 spielt im Homocysteinabbau eine wichtige

Rolle. Es ist ein wichtiger Faktor bei der Unschädlichmachung von Homocystein und dessen Umbau in Methionin.

Um Vitamin B12 aus der Nahrung aufnehmen zu können, ist Magensäure notwendig. Das an Eiweiße in der Nahrung gebundene Vitamin B12 wird erst mit der Hilfe der Magensäure freigesetzt. Daraufhin kann es an den Transportfaktor IF (engl. "intrinsic factor") gebunden werden und anschließend über den Dünndarm mit Hilfe von Calcium ins Blut aufgenommen werden. Medikamente wie z. B. Metformin und Säureblocker können die Aufnahme von Vitamin B12 hemmen. Bei regelmäßiger Einnahme von Metformin oder Säureblockern kann sich daher ein Vitamin-B12-Mangel entwickeln (siehe Abbildung 25: Vitamin B12-Aufnahme und Medikamente). Diabetiker sollten also ein besonderes Augenmerk auf die Versorgung mit Vitamin B12 haben.

Insbesondere unter einer Metformintherapie wäre es daher für Diabetiker ratsam, ihren Vitamin-B12-Status sowie den Homocysteinwert regelmäßig bei Hausarzt oder Hausärztin kontrollieren zu lassen.

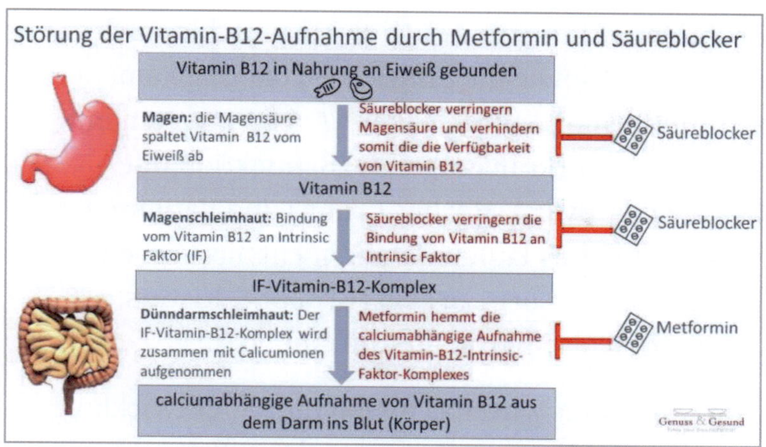

Abbildung 25: Vitamin B12-Aufnahme und Medikamente [Quelle nach (Gröber & Kisters, Arzneimittel als Mikronährstoffräuber, 2017)]

In einer Studie, an der 126 Typ-2-Diabetiker teilnahmen, führte der metforminbedingte Vitamin-B12-Mangel zu einer deutlichen Verringerung der Hirn- und Gedächtnisleistung. Eine weitere Studie mit 300 Typ-2-Diabetikern zeigte, dass erhöhte Homocysteinkonzentrationen und ein Vitamin-B12-Mangel mit einem deutlich gesteigerten Risiko für diabetische Augenschäden verbunden waren. Mögliche Folgen können Sehstörungen bis hin zur Erblindung sein (Gröber & Kisters, Arzneimittel als Mikronährstoffräuber, 2017, S. 93).

Untersuchungen zufolge sind in Deutschland bis zu 40 % der älteren Menschen über 65 Jahre mangelhaft mit Vitamin B12 versorgt. Als Gründe sind zu nennen: Altersbedingte Veränderung der Organe und chronische Erkrankungen (z. B. Magenschleimhautentzündung) sowie die Einnahme von Medikamenten (z. B. Metformin, Säureblocker). Auch Patienten mit Magen-Darm-Erkrankungen (z. B. Infektion mit Helicobacter pylori, Morbus Crohn) und Patienten mit Diabetes mellitus laufen Gefahr, nicht ausreichend mit Vitamin B12 versorgt zu sein (Gröber & Kisters, Arzneimittel als Mikronährstoffräuber, 2017, S. 91).

Beim Diabetiker wird das Risiko für die Entwicklung von schweren Nervenschäden und Gefäßkomplikationen durch einen Vitamin-B12-Mangel deutlich gesteigert.

Der Körper kann Vitamin B12 speichern – der Körperbestand liegt bei etwa 2–5 mg. Bei einem Tagesbedarf von etwa 3 µg kann es eine lange Zeit dauern, bis die Speicher keinen ausreichenden Notvorrat mehr haben. Das ist der Grund, warum Vitamin-B12-abhängige Krankheitssymptome oft erst nach Jahren auffallen.

5.3.7.1 Bestimmung von Vitamin B12 im Blut

Die direkte Bestimmung von Vitamin B12 im Blut kann trügerisch sein.

Die Vitamin-B12-Konzentration im Blut sinkt erst relativ spät ab, dabei können in der Zelle bereits Mangelzustände herrschen. So kann es sein, dass die Blutwerte einen noch normalen Vitamin-B12-Gehalt anzeigen, obgleich in den Zellen die Vitamin-B12-Konzentration bereits deutlich gesunken ist.

Aussagekräftiger als die direkte Bestimmung von Vitamin B12 im Blut, ist dessen indirekte Bestimmung z. B. über das Holotranscobalamin (Holo-TC) als Funktionsparameter für einen Vitamin-B12-Mangel. Ein erniedrigtes Holo-TC zeigt eine Entleerung der Vitamin-B12-Speicher an.

Ein ebenso sensitiver Funktionsmarker der intrazellulären Vitamin-B12 -Versorgung ist die Methylmalonsäure. Methylmalonsäure ist als Abbauprodukt des Vitamin B12 ein deutlich frühzeitigerer Signalgeber und daher als Marker besser geeignet, als das im Blut bestimmte Vitamin B12 (Keim, 2021) (siehe Abbildung 26: Nachweis eines Vitamin B12-Mangels).

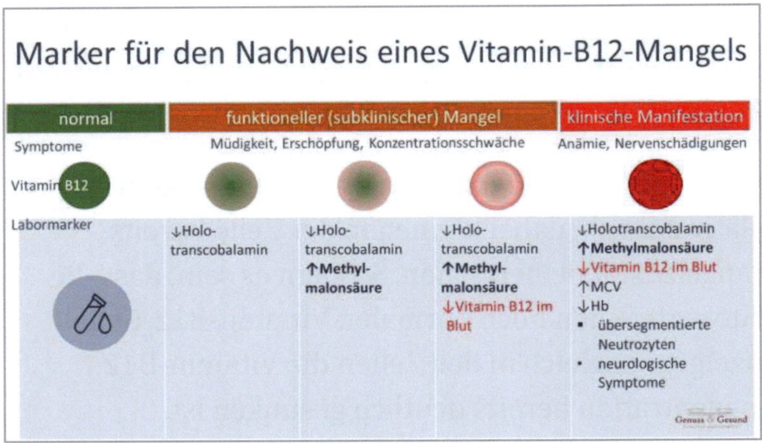

Abbildung 26: Nachweis eines Vitamin B12-Mangels [Quelle nach (Keim, 2021)]

<u>Mangelsymptome:</u>

Die Symptome eines Vitamin-B12-Mangels sind ausgesprochen unspezifisch. Sie äußern sich als Abgeschlagenheit, Gedächtnisschwäche, Nervenstörungen (z. B. Ameisenlaufen, schmerzhafte Missempfindungen, Taubheitsgefühle) und depressive Verstimmungen. Ein Vitamin-B12-Mangel kann im weiteren Verlauf bis zu einem allmählichen Verlust von Hirnsubstanz führen (Hirnatrophie).

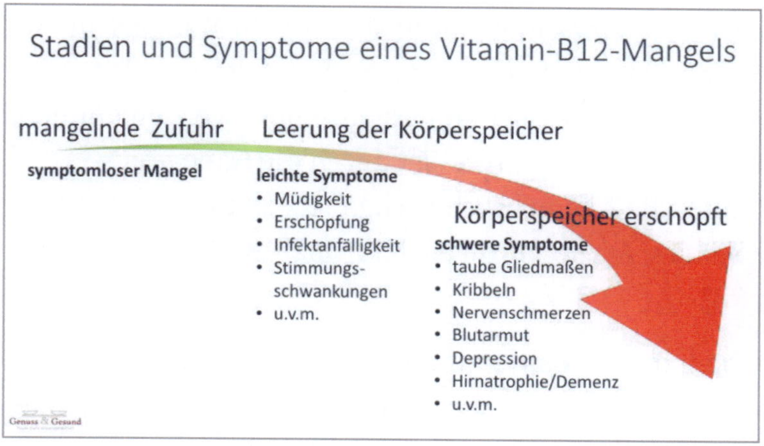

Abbildung 27: Stadien und Symptome eines Vitamin B12-Mangels [Quelle nach (Kisters, 2021)]

Durch die Unterversorgung mit Vitamin B12 steigt die Homocysteinkonzentration im Blut an. Der erhöhte Homocysteinwert korreliert mit Symptomen eines Vitamin-B-Mangels wie Müdigkeit und Erschöpfung und kann als primärer Marker für eine Unterversorgung mit den B-Vitaminen herangezogen werden (Kemper, 2021).

Hohe Homocysteinkonzentrationen an sich stellen ihrerseits ein Risiko für Osteoporose, Schlaganfall, Herzinfarkt und Demenz dar. Auch die Entwicklung einer altersabhängigen Makuladegeneration (AMD) wird durch hohe Homocysteinwerte begünstigt (Jünemann, 2021).

Das Risiko eines medikationsbedingten Mangels an Vitamin B12 sollte nicht unterschätzt werden. Die Nervenschäden, die dadurch ausgelöst werden können, sind irreversibel und selbst durch die Gabe von Vitamin B12 kaum noch rückgängig zu machen (Gröber & Kisters, Arzneimittel als Mikronährstoffräuber, 2017, S. 92).

Daher sollten Diabetiker, die mit Metformin behandelt werden, regelmäßig ihren Vitamin-B12-Status und die Homocysteinkonzentration bei Hausarzt oder Hausärztin kontrollieren lassen und ggf. Vitamin B12 ergänzen – unter Umständen auch unter Umgehung des Magen-Darm-Traktes mit Hilfe von Spritzen.

5.3.7.2 Vitamin-B12-Gehalt in der Nahrung

Vitamin B12 wird nahezu ausschließlich von Mikroorganismen hergestellt und gelangt hauptsächlich über tierische Produkte, wie Fleisch, Fisch, Meeresfrüchte, Eier und Milch in den menschlichen Körper. Die Pflanzenwelt verfügt über keine natürlichen Quellen mit einem signifikanten Gehalt an Vitamin B12. Zwar können vergorene pflanzliche Lebensmittel ebenfalls vitaminwirksame Verbindungen aufweisen, doch ist deren Bioverfügbarkeit nicht immer gegeben.

Die Vitamine der B-Gruppe ergänzen und unterstützen sich gegenseitig in ihrer Funktion.

Gegebenenfalls sollte beim Diabetiker zur Prophylaxe Vitamin B12 zusammen mit anderen B-Vitaminen eingesetzt werden – insbesondere unter der Therapie mit Metformin oder Säureblockern.

5.3.8 Zusammenfassung

B

B-Vitamine und Diabetes

B-Vitamine

- ⇨ gelten als „Nervenvitamine“
  - ✓ für die Funktionalität des Nervensystems wichtig – insbesondere B1, B6 und B12
  - ✓ helfen einer diabetischen Nervenschädigung vorzubeugen
- ⇨ halten Homocysteinwerte niedrig
  - ✓ helfen Gefäßerkrankungen vorzubeugen (Schlaganfall, Herzinfarkt)
  - ✓ helfen Augenerkrankungen vorzubeugen (AMD)
- ⇨ beeinflussen Glücksgefühl und Schlaf
  - ✓ sind am Aufbau vom Glückshormon Serotonin und dem Schlafhormon Melatonin beteiligt (Vitamin B6)
- ⇨ ACHTUNG
  - ✓ Medikamente (z. B. Metformin, Säureblocker) können die Vitamin-B12-Konzentration verringern!

5.4 Magnesium

Magnesium ist neben Kalium der wichtigste intrazelluläre Mineralstoff. Es hat als Aktivator von mehr als 600 Enzymsystemen eine zentrale Rolle in zahlreichen Stoffwechselprozessen. So wird es im Kohlenhydrat-, Protein- und Fettstoffwechsel sowie im Hormonstoffwechsel benötigt. Über 95 % des gesamten Körperbestandes befindet sich in den Zellen und ist zu einem erheblichen Teil an Adenosintriphosphat (ATP) gebunden, dem wichtigsten Überträger von Energie in biologischen Organismen (Micke, Vormann, Classen, & Kisters, 2020) (Rieder, 1979).

Der größte Teil des Magnesiumbestandes im Körper befindet sich im Knochen und ist dort neben Calcium und Phosphor maßgeblich am Aufbau der Knochenmatrix beteiligt. Aus dem Knochen kann Magnesium bei Bedarf wieder freigesetzt werden.

Zahlreiche Studien weisen auf einen engen Zusammenhang zwischen Magnesiummangel und Störungen im Kohlenhydratstoffwechsel hin (Gröber, Orthomolekulare Medizin, 2002, S. 117).

Dem Magnesiummangel wird eine wichtige Rolle bei der Entstehung von Diabetes mellitus zugeschrieben. Eine große epidemiologische Studie mit mehr als 300 000 Teilnehmern hat gezeigt, dass das Risiko für die Entstehung eines metabolischen Syndroms als auch für die Entwicklung eines Typ-2-Diabetes-mellitus steigt, je geringer die Magnesiumaufnahme mit der Nahrung ist. Dieser Zusammenhang konnte in einer weiteren Untersuchung (Metaanalyse) mit insgesamt 536 318 Teilnehmern bestätigt werden. Hier zeigte sich, dass in der Gruppe mit der höchsten Magnesiumzufuhr eine um etwa 60 % geringere Wahrscheinlichkeit anzutreffen war, an Diabetes zu erkranken (Gröber, Kisters, & Schmidt, MMP 37. Jahrgang 8/2014).

Eine niedrige Magnesiumkonzentration in den Zellen ist eine wesentliche Ursache für die Entstehung einer Insulinresistenz. Bei einer hohen Magnesiumaufnahme hingegen fiel die Insulinresistenz geringer aus (Gröber, Kisters, & Schmidt, MMP 37. Jahrgang 8/2014).

Bei herabgesetzten Magnesiumwerten erhöht sich auch die Konzentration des C-reaktiven Proteins (CRP), das als Entzündungsmarker gilt. Erhöhte CRP-Werte werden als wesentlicher Risikofaktor für die Entstehung von Thrombosen und Herzinfarkt angesehen (Gröber, Kisters, & Schmidt, MMP 37. Jahrgang 8/2014).

Über 50 % der Diabetiker und Patienten mit metabolischem Syndrom sind mangelhaft mit Magnesium versorgt, weil bei ihnen die Magnesiumausscheidung über den Urin krankheitsbedingt erhöht ist.

Auch Medikamente haben einen Einfluss auf die Versorgung mit Mikronährstoffen. So beeinträchtigen z. B. die Langzeitmedikation mit oralen Antidiabetika (Metformin) und auch harntreibende Medikamente (Thiaziddiuretika, Schleifendiuretika) die Magnesiumaufnahme im Darm sowie die Magnesiumrückgewinnung in der Niere. Diuretika verursachen überdies Magnesiumverluste über die Niere (Micke, Vormann, Classen, & Kisters, 2020).

Aktuellen Studienergebnissen zufolge muss ein Magnesiummangel als ein wichtiger Risikofaktor angesehen werden für die Entstehung eines metabolischen Syndroms, des Typ-2-Diabetes sowie dessen Spätfolgen (z. B. Neuropathie, Herzinfarkt, Retinopathie). So ist Untersuchungen zufolge die diabetesbedingte Schädigung der Augen (diabetische Retinopathie) bei Diabetikern mit niedrigem Magnesiumstatus häufiger und ihr Schweregrad höher, als bei Diabetikern mit guter Magnesiumversorgung. Dasselbe gilt für die diabetische Nervenstörung (Polyneuropathie).

Untersuchungen belegen, dass ein ausgeglichener Magnesiumhaushalt das Risiko für die Entwicklung von diabetesbedingten Folgeerkrankungen signifikant verringert (Gröber, Kisters, & Schmidt, MMP 37. Jahrgang 8/2014).

Ein Magnesiummangel beschleunigt das Fortschreiten eines Prädiabetes in einen manifesten Diabetes Typ 2 (Gröber, Mikronährstoff-Beratung Indikationen - Ein Arbeitsbuch, 2020, S. 48).

5.4.1 Insulinwirkung und Magnesium

Neben Vitamin D ist Magnesium maßgeblich für die Wirkung von Insulin notwendig.

Magnesium ist für die Funktion des Insulinrezeptors erforderlich und damit für die Glucoseverwertung, da es für die Bindung des Insulins an den Insulinrezeptor als auch für die Weiterleitung des Insulinsignals in die Zelle benötigt wird (siehe Abbildung 28: Magnesium und Insulinwirkung).

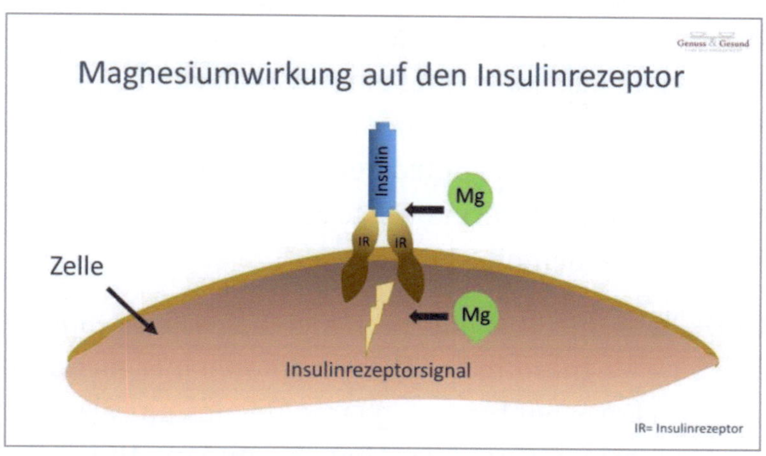

Abbildung 28: Magnesium und Insulinwirkung [Quelle: nach (Gröber, Mikronährstoff-Beratung Indikationen - Ein Arbeitsbuch, 2020)]

Ein Mangel an Magnesium vermindert die Bindung des Insulins an den Insulinrezeptor und beeinträchtigt dadurch die Wirkung des Insulins in der Zelle, mit der Folge, dass die Glucoseverwertung gestört ist.

Eine unzureichende Versorgung mit Magnesium (Magnesiumwert im Blutserum <0,8 mmol/l), ist als eine der wichtigen Ursachen für das zunehmend schlechtere Ansprechen auf Insulin (Insulinresistenz) und die Entwicklung eines metabolischen Syndroms anzusehen.

Da Magnesium auch wichtig ist bei der Aktivierung vom Vitamin D in seine hormonaktive Form, kann ein Magnesiummangel auch in einen Vitamin-D-Mangel münden (siehe auch Kapitel 5.2.4 Vitamin D im Zusammenspiel mit anderen Mikronährstoffen).

Patienten mit Typ-2-Diabetes sollten deshalb ein besonderes Augenmerk auf eine ausreichende Magnesiumversorgung richten. Es ist also ratsam, den Magnesiumstatus zu kontrollieren und die Magnesiumkonzentration auf Normalwerte zu bringen, ggf. auch durch Supplemente.

Bei Diabetes mellitus und beim metabolischen Syndrom wird eine Magnesiumeinnahme empfohlen. Täglich, am besten in Form gut bioverfügbarer Magnesiumsalze wie z. B. Magnesiumorotat oder Magnesiumcitrat. Um Magen-Darm-Störungen zu vermeiden, ist es besser die Gesamttagesdosierung (z. B. 6–10 mg/kg Körpergewicht pro Tag) in kleineren Portionen über den Tag zu verteilen (Gröber, Mikronährstoff-Beratung Indikationen - Ein Arbeitsbuch, 2020).

Wie Patientenbeispiele aus der Praxis zeigen, ist nicht auszuschließen, dass der Bedarf an Insulin und Antidiabetika durch Magnesium verringert werden kann (Gröber, Kisters, & Schmidt, MMP 37. Jahrgang 8/2014).

5.4.2 Magnesium in der Nahrung

Magnesium ist in nur wenigen Lebensmitteln in ausreichenden Mengen vertreten. Gängige Grundnahrungsmittel wie Fleisch, Gemüse und Getreidemehle sind eher magnesiumarm, wobei Vollkornprodukte bessere Quellen darstellen.

Einen höheren Magnesiumgehalt haben Kerne und Samen wie z. B. Mandeln, Sonnenblumen- und Kürbiskerne, Leinsamen und Sesam. Auch Kakaopulver und Bitterschokolade enthalten höhere Mengen an Magnesium. Als weitere Magnesiumquellen kann man Hülsenfrüchte nennen (z. B. Kidneybohnen, Linsen, Erbsen), sowie grünes Blattgemüse wie z. B. Mangold und Blattspinat.

Trinkwasser kann auch Magnesium enthalten. Hier kommt es auf die Quelle und den Härtegrad an. Härteres Wasser hat einen höheren Magnesiumgehalt als weiches Wasser (DGE - Ausgewählte Fragen und Antworten zu Magnesium, 2022); (Biesalski & Grimm, Taschenatlas Ernährung, 2011).

5.4.3 Zusammenfassung

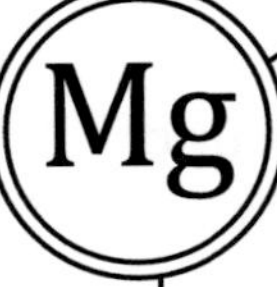

Magnesium und Diabetes

Magnesium

- ⇨ verbessert die Insulinwirkung
  - ✓ wichtig für die Bindung des Insulins an den Insulinrezeptor
  - ✓ wichtig für die Weiterleitung des Insulinsignals in der Zelle
  - ✓ hilft einer Insulinresistenz vorzubeugen
- ⇨ hat Einfluss auf den Kohlenhydratstoffwechsel
  - ✓ wichtig bei der Verwertung der Glucose
- ⇨ ist erforderlich für die Wirkung von Vitamin D
  - ✓ wichtig für die Aktivierung von Vitamin D
  - ✓ hilft diabetischen Spätschäden vorzubeugen

5.5 Zink

Zink ist neben Eisen mengenmäßig das zweithäufigste Spurenelement im menschlichen Körper. Es ist Bestandteil von mehr als 300 Enzymsystemen und beteiligt am Stoffwechsel der Kohlenhydrate, der Fette und der Proteine.

Ohne Zink sind Zellteilung, Proteinsynthese, Wachstum, Fortpflanzung und Immunkompetenz nicht möglich.

5.5.1 Insulinwirkung und Zink

Bei der Bildung und Wirkung von Insulin hat Zink eine Schlüsselrolle inne.

Zink ist ein integraler Bestandteil des Insulins, speziell in dessen Speicherform, welches als ein Zink-Insulin-koordiniertes Hexamer in den ß-Zellen der Bauchspeicheldrüse gespeichert wird. Hierbei stabilisiert Zink die Insulinstruktur und schützt es vor oxidativer Schädigung.

Außerdem ist Zink bei der Bildung der Insulinrezeptoren notwendig.

Im Vergleich zu Gesunden weisen Typ-1- und Typ-2-Diabetiker sowie Patienten mit metabolischem Syndrom einen verminderten Zinkstatus auf. Als Grund hierfür ist eine krankheitsbedingte vermehrte Zinkausscheidung über die Niere als auch Störungen in der

Zinkaufnahme über den Darm zu nennen. Wegen der vermehrten Eiweißausscheidung über den Urin (Proteinurie) ist beim Diabetiker die Zinkausscheidung über die Nieren um das Zwei- bis Dreifache erhöht.

Zusätzlich können Medikamente den Zinkstatus beeinflussen: Die zur Bluthochdrucktherapie bei Diabetikern eingesetzten ACE-Hemmer (v. a. Captopril) bilden mit dem Zink einen Komplex und steigern zusätzlich den Zinkverlust über den Urin.

Ein Hinweis auf eine defizitäre Zinkversorgung beim Diabetiker könnte eine erhöhte Neigung zu Hautpilzinfektionen, gesteigerte Infektanfälligkeit, therapieresistente Wundheilungsstörungen sowie Geschmacksstörungen sein (Gröber, Orthomolekulare Medizin, 2002, S. 245).

Ein Zinkmangel führt dazu, dass weniger Insulinrezeptoren gebildet werden. Das wiederum führt zu einer Verminderung der Insulinsensitivität und somit zu einer verschlechterten Glucosetoleranz.

Untersuchungen zeigten, dass ein Zinkmangel eine verminderte Glucosetoleranz, Insulinresistenz, Diabetes mellitus und arteriosklerotische Gefäßveränderungen begünstigt (Gröber, Mikronährstoff-Beratung Indikationen - Ein Arbeitsbuch, 2020).

Neben einer reduzierten Bildung von Insulinrezeptoren wurde bei Zinkmangel ebenfalls beobachtet, dass auch die Insulinausschüttung aus der Bauchspeicheldrüse eine geringere ist.

Die Bioverfügbarkeit von Zink ist je nach Nahrung sehr unterschiedlich. Pflanzliche Kost bietet keine gute Zinkquelle, da Zink mit den in den Pflanzen enthaltenen Ballaststoffen schwerlösliche Komplexe bilden kann. Dadurch wird die Zinkaufnahme über den Darm eingeschränkt Vor allem die Phytinsäure ist hier ein limitierender Faktor. Phytinsäure dient der Pflanze als Speicherform von Phosphor und bindet Mineralstoffe, welche die Pflanze bei der Keimung benötigt. Daher ist es vor allem in Lebensmitteln zu finden, die auch als Saatgut dienen können, z. B. Hülsenfrüchte und Vollkorngetreide, aber auch in Weizenkleie.

Auch Oxalat oder Tannine sowie Schwermetalle (z. B. Cadmium) können die Zinkaufnahme behindern.

Phytat ist eine chemische Form der Phytinsäure. Das in den Lebensmitteln enthaltene Phytat kann durch verschiedene Zubereitungsmethoden abgebaut werden z. B. durch Einweichen, Keimung oder Sauerteiggärung. Mit der Verminderung des Phytatgehaltes kann die Bioverfügbarkeit von Zink verbessert werden, ebenso über die gleichzeitige Zufuhr von tierischem Protein.

Ein gutes Beispiel dafür wäre das schwäbische „Nationalgericht“: Linsen mit Spätzle und Würstchen.

Bei Vollkornbrot wurde das Phytat nicht durch Sauerteiggärung abgebaut, es kann somit die Zinkaufnahme im Darm einschränken. Dennoch führt der Verzehr von Vollkornbrot nicht zu einem Zinkmangel, da Vollkornbrot mit 1,5 mg Zink/100g mehr als doppelt so viel Zink enthält, als Weißbrot (0,7 mg Zink/100g) – somit ist die Zufuhr auch höher (DGE, Ausgewählte Fragen und Antworten zu Zink, 2019).

5.5.2 Übergewicht und Zink

Da viele Diabetiker mit Übergewicht zu kämpfen haben, ist hier auch noch eine weitere Funktion von Zink zu nennen: Zink beeinflusst die Regulierung des Appetits. Es wird für die Herstellung vieler Hormone, nicht nur des Insulins, sondern auch für das Sättigungshormon Leptin und das Hungerhormon Ghrelin benötigt. Ein Zinkmangel verstärkt außerdem eine durch das Fettgewebe ausgelöste chronische Entzündung. Da angenommen wird, dass die Entstehung eines Diabetes auch durch solch eine chronische stille Entzündung (engl. "silent inflammation") begründet wird, ist eine mangelhafte Zinkversorgung beim Diabetes mellitus nicht förderlich (Biesalski, Unsere Ernährungsbiografie, 2017, S. 136 ff).

Eben weil die Bildung und Speicherung des Insulins in der Bauchspeicheldrüse durch Zink gesteuert wird, sollten insbesondere Diabetiker und Patienten mit metabolischem Syndrom auf ihren Zinkhaushalt achten. Gegebenenfalls wird eine zusätzliche Supplementierung von 15–25 mg Zink/Tag empfohlen (Gröber, Mikronährstoff-Beratung Indikationen - Ein Arbeitsbuch, 2020).

Untersuchungen haben gezeigt, dass Menschen, die mehr als 15 mg Zink pro Tag aufgenommen haben, signifikant weniger häufig einen manifestesten Diabetes entwickelten bzw. eine Glucoseintoleranz aufwiesen, als Personen mit einer Zinkaufnahme von weniger als 7 mg bzw. 7–15 mg Zink/Tag (Gröber, Mikronährstoff-Beratung Indikationen - Ein Arbeitsbuch, 2020).

5.5.3 Zink in der Nahrung

Austern sind sehr reich an Zink. Sie weisen einen Zinkgehalt von 85 mg/100g auf, spielen aber in der allgemeinen Ernährung eine untergeordnete Rolle. Unter den Grundnahrungsmitteln stellt Fleisch eine wichtige Zinkquelle dar, auch aufgrund dessen besserer Bioverfügbarkeit (z. B. Rind- und Schweinefleisch, Kalbsleber). Pflanzliche Zinklieferanten sind Nüsse (z. B. Pekan- oder Cashewnüsse). Der Zinkgehalt in Getreide korreliert mit dessen Ausmahlungsgrad. So liefert Weizenvollkornmehl 4 mg Zink/100 g, während Weißmehl nur 1 mg Zink/100 g bietet. Milch ist mit 380 µg Zink/100 g eher zinkarm. Hartkäse liegt da mit 4 mg Zink/100 g besser im Rennen. Obst und Gemüse spielen bei der Zinkversorgung keine große Rolle, sie liegen mit 200 µg Zink/100 g eher im unteren Bereich (Biesalski & Grimm, Taschenatlas Ernährung, 2011, S. 242); (DGE, Ausgewählte Fragen und Antworten zu Zink, 2019).

5.5.4 Zusammenfassung

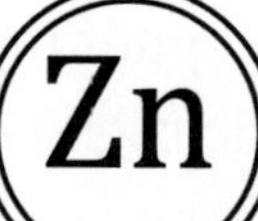

Zink und Diabetes

Zink

- ⇨ fördert die Wirkung von Insulin
  - ✓ wichtig für die Bildung des Insulinrezeptors
  - ✓ Bestandteil des Insulins
  - ✓ hilft einer Insulinresistenz vorzubeugen
- ⇨ beeinflusst die Glucoseverwertung
  - ✓ verbessert die Glucosetoleranz
  - ✓ hilft diabetischen Spätschäden vorzubeugen
- ⇨ hat einen Einfluss bei Übergewicht
  - ✓ wichtig für die Bildung von appetitregelnden Hormonen
  - ✓ vermindert eine durch das Fettgewebe ausgelöste chronische Entzündung

5.6 Chrom

Chrom ist ein essenzielles Spurenelement und spielt im Glucose-, Insulin- und Fettstoffwechsel eine wichtige Rolle. Es ist damit auch beim Diabetes mellitus ein wichtiger Faktor.

Eine ausreichende Versorgung mit Chrom ist darum sowohl in der Prävention als auch in der Therapie des Typ-2-Diabetes von besonderer Bedeutung.

Im Jahr 1957 wurde von Schwarz und Mertz über einen Faktor berichtet, der einer ernährungsbedingten Glucoseintoleranz entgegenwirkt; sie bezeichneten diesen Faktor als Glucosetoleranzfaktor (GTF). Zwei Jahre später wurde dann von ihnen Chrom III als aktiver Bestandteil des GTFs identifiziert.

Der Verzehr großer Mengen Einfachzucker sowie die Glucoseausscheidung über den Urin bei erhöhten Blutzuckerwerten, aber auch eine diabetische Nierenschädigung, verstärken ebenfalls die Ausscheidung von Chrom. Dies kann zu einer Minderversorgung mit diesem Spurenelement führen.

Im Gefolge einer erhöhten Chromausscheidung über den Urin kann es zu einer reduzierten Ausschüttung von Insulin sowie zu einer verminderten Aktivität des Insulinrezeptors kommen, was wiederum die Einstellbarkeit des Diabetes weiter erschwert. Der Blutzucker steigt weiter an – die Niere versucht den hohen Blutzucker über den Urin loszuwerden und scheidet damit auch vermehrt Chrom aus – das wiederum führt zu einer verminderten Insulinwirkung welches den Blutzucker weiter ansteigen lässt. Ein Teufelskreis entsteht.

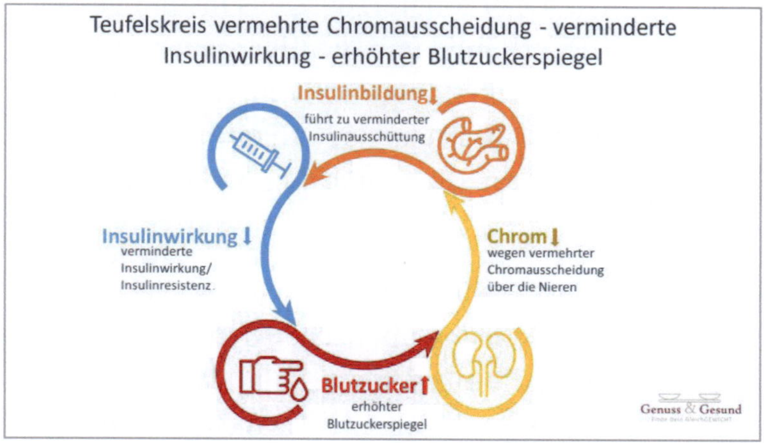

Abbildung 29: Zusammenhang zwischen Chrom und Blutzuckerspiegel [Quelle: eigene Darstellung nach (Gröber, Orthomolekulare Medizin, 2002)]

Medikamente (z. B. Säureblocker, Calciumcarbonat) hemmen, Vitamin C hingegen steigert die Aufnahme von Chrom aus der Nahrung über den Darm.

5.6.1 Insulinwirkung und Chrom

Chrom unterstützt die Bereitstellung von Insulin, indem es die ß-Zellen der Bauchspeicheldrüse sensibilisiert: Die Bildung von Insulin und die Aktivierung der Insulinrezeptoren hängen von der chrombindenden

Substanz, dem Chromodulin, ab und somit auch vom Chromgehalt des Blutes. Chromodulin ist ein anderer Name für den oben bereits erwähnten Glucosetoleranzfaktor (GTF); er steuert die Bindung von Insulin an die spezifischen Insulinrezeptoren in der Zellmembran und sorgt dafür, dass das Insulin besser wirken kann. Es erhöht damit die Glucoseverwertung. Der Glucosetoleranzfaktor ist ein komplexes Molekül, das neben Chrom außerdem noch Nikotinsäure (Vitamin B3), Cystein, Glutaminsäure und Glycin enthält.

Der Chrombedarf gesunder Menschen liegt bei etwa 30–100 µg/Tag. Beim metabolischen Syndrom kann der Bedarf und somit die empfohlene Supplementierung sogar bei 200–500 µg Chrom pro Tag liegen (Gröber, Mikronährstoff-Beratung Indikationen - Ein Arbeitsbuch, 2020, S. 50).

Chrom kann bei Diabetikern die Kontrolle des Blutzuckerspiegels erleichtern, die Eiweißverzuckerung (AGE-Bildung) verringern und damit die HbA1C-Werte herabsetzen. Der Nüchternblutzuckerspiegel und die Insulinresistenz werden durch Chrom signifikant reduziert. Auch auf den Fettstoffwechsel hat es einen positiven Einfluss, indem es den Gesamtcholesterinspiegel senkt, wobei das „gute“ HDL-Cholesterin erhöht wird (Gröber, Orthomolekulare Medizin, 2002, S. 245).

5.6.2 Chrom in der Nahrung

Chromreiche Lebensmittel sind Fleisch (besonders Leber und Nieren), Fisch, Schalentiere, Pilze, Eier, Nüsse, Vollkornbrot, Käse, Hefe und auch Bier. Obst und Gemüse enthalten relativ wenig Chrom.

5.6.3 Zusammenfassung

Cr

Chrom und Diabetes

Chrom

- ⇨ ist wesentlicher Bestandteil des Glucosetoleranzfaktors (Chromodulin)
- ⇨ beeinflusst die Wirkung von Insulin
  - ✓ steuert die Bildung des Insulins
  - ✓ steuert die Bindung des Insulins an den Insulinrezeptor
- ⇨ verbessert die Glucoseverwertung
- ⇨ beeinflusst den HbA1C-Wert
  - ✓ verringert die Verzuckerung der Eiweiße (AGE-Bildung) und damit den HbA1C-Wert
- ⇨ ACHTUNG
  - ✓ Es wird bei hohem Zuckerverzehr und hohen Blutzuckerwerten vermehrt ausgeschieden

5.7 Omega-3-Fettsäuren

Omega-3-Fettsäuren gehören zu den essenziellen Fettsäuren. Der Körper kann sie nicht selbst herstellen, daher müssen sie mit der Nahrung aufgenommen werden. Zu den wichtigsten Omega-3-Fettsäuren gehören ALA (α-Linolensäure), EPA (Eicosapentaensäure) und DHA (Docosahexaensäure).

Sie sind wesentliche Bausteine von Zellmembranen und daher für den Aufbau (Wachstum) und für die Regeneration wichtig. Gleichzeitig sind sie Ausgangssubstanzen für den körpereigenen Aufbau von wichtigen Gewebshormonen, die bei der Entwicklung des Gehirns und des Nervensystems beteiligt sind, als auch an der Regulation des Immunsystems, der Blutgerinnung und bei Entzündungen. Zu diesen Gewebshormonen (sog. Eicosanoiden) zählen Prostaglandine, Prostacycline, Thromboxane, Leukotriene.

Die aus EPA (Eicosapentaensäure) gebildeten Eicosanoide wirken entzündungshemmend, gefäßerweiternd und helfen Thrombosen vorzubeugen.

5.7.1 Omega-3-Fettsäuren und Diabetes

Bei Diabetes mellitus und beim metabolischen Syndrom sind krankhafte Veränderungen der großen und kleinen Blutgefäße (Makro- und Mikroangiopathien) die Hauptursache für Bluthochdruck, Herzinfarkt und Schlaganfall. Zudem sind beim Diabetes häufig auch Störungen im Fettstoffwechsel zu finden. Die Erhöhung der Blutfette (Hypertriglyceridämie) ist neben dem Bluthochdruck (arterielle Hypertonie) einer der wichtigsten Risikofaktoren für einen Herzinfarkt.

Eine Erhöhung der Blutfette (Triglyceride) aufgrund einer hohen Insulinkonzentration ist mit dem gleichzeitigen Abfall des „guten" Cholesterins, dem HDL, verbunden.

Hohe Triglyceridwerte (≥150 mg/dl) können auch als Indikator für die Insulinresistenz herangezogen werden (Gröber, Orthomolekulare Medizin, 2002, S. 172).

Diabetiker profitieren in besonderem Maße von den schützenden Eigenschaften der Omega-3-Fettsäuren auf das Gefäßsystem und die Blutfette (Gröber, Mikronährstoff-Beratung Indikationen - Ein Arbeitsbuch, 2020, S. 49).

Die Omega-3-Fettsäuren EPA (Eicosapentaensäure) und DHA (Docosahexaensäure) besitzen eine ausgeprägt senkende Wirkung auf die Triglyceride (bis zu 58 %) und die VLDL-Werte (um 42 %). Das gute

HDL-Cholesterin wird durch Omega-3 leicht erhöht und das LDL-VLDL-Verhältnis verbessert (Gröber, Mikronährstoff-Beratung Indikationen - Ein Arbeitsbuch, 2020, S. 49).

Durch Omega-3-Fettsäuren wird außerdem die Insulinsensitivität und damit die Güte der Blutzucker-einstellung verbessert (Gröber, Mikronährstoff-Beratung Indikationen - Ein Arbeitsbuch, 2020, S. 49)

Ein Mangel an Omega-3-Fettsäuren im zentralen Nervensystem (ZNS) kann zu einer Vielzahl von Funktionseinschränkungen führen: Es kann zu Störungen im Stoffwechsel von Nervenbotenstoffen kommen (z. B. Dopamin, Serotonin). Der Glucose- und Energiestoffwechsel in den Nerven kann beeinträchtigt, der Informationsaustausch zwischen den Nervenzellen gestört werden. Auch die Durchblutung des Gehirns kann durch einen Mangel an Omega-3-Fettsäuren in Mitleidenschaft gezogen sein (Gröber & Kisters, Arzneimittel als Mikronährstoffräuber, 2017).

Omega-3-Fettsäuren sollten bei diabetischer Stoffwechsellage immer zusammen mit Vitamin E und anderen Antioxidantien ergänzt werden (Gröber, Orthomolekulare Medizin, 2002, S. 172).

Metaanalysen zeigten, dass Omega-3-Fettsäuren eine eindeutige Schutzwirkung gegen die Entstehung von

Diabetes mellitus aufweisen (Gröber, Mikronährstoff-Beratung Indikationen - Ein Arbeitsbuch, 2020, S. 49).

5.7.2 Omega-3-Fettsäuren und weitere Mikronährstoffe

Damit die Omega-3-Fettsäuren so umgebaut werden, dass sie ihre gewünschten antientzündlichen und immunstärkenden Wirkungen erreichen können, werden wiederum weitere Mikronährstoffe benötigt (z. B. Vitamin B6, Magnesium (Mg), Zink (Zn) und weitere) (Gröber, Orthomolekulare Medizin, 2002, S. 167); (Gröber & Holick, Vitamin D - Die Heilkraft des Sonnenvitamins, 2020, S. 370); (siehe Abbildung 30: Stoffwechsel der Omega-3- und Omega-6-Fettsäuren).

Dies zeigt wieder, wie sich die einzelnen Mikronährstoffe gegenseitig unterstützen und wie wichtig jede einzelne von ihnen ist.

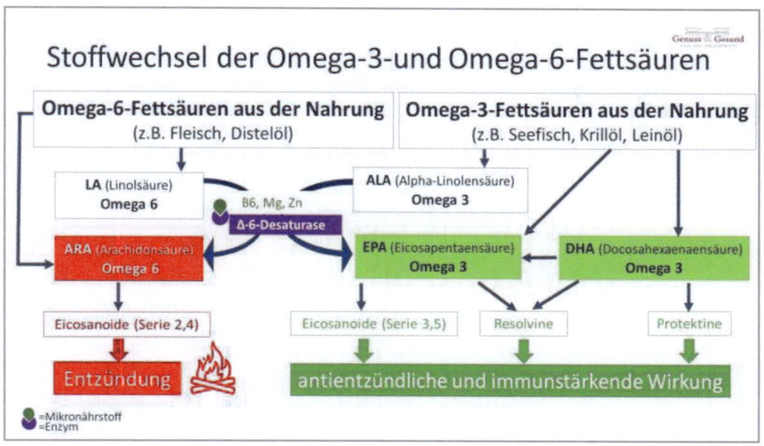

Abbildung 30: Stoffwechsel der Omega-3- und Omega-6-Fettsäuren [Quelle nach (Gröber & Holick, Vitamin D - Die Heilkraft des Sonnenvitamins, 2020)]

5.7.3 Omega-3-Fettsäuren in der Nahrung

Die wichtigste Quelle für Omega-3-Fettsäuren sind Kaltwasserfische. Deren Omega-3-Fettsäuregehalt ist dabei umso höher, je kälter das Meerwasser ist, in dem die Fische leben. Die primäre Fettsäurequelle für Omega 3 ist das Phytoplankton und Algen, das den Seefischen als Nahrung dient.

Als pflanzliche Quellen für Omega-3-Fettsäuren sind Leinöl, Rapsöl und Walnüsse zu nennen (Gröber, Orthomolekulare Medizin, 2002). Auch Chiasamen weisen einen hohen Omega-3-Fettsäuregehalt auf.

5.7.4 Zusammenfassung

Omega-3-Fettsäuren und Diabetes

Omega-3-Fettsäuren

- ⇨ können die Insulinsensitivität und damit die Güte der Blutzuckereinstellung verbessern
- ⇨ beeinflussen den Fettstoffwechsel
  - ✓ helfen erhöhte Blutfettwerte zu normalisieren
  - ✓ hohe Triglyceridwerte dienen als Indikator für eine Insulinresistenz
- ⇨ haben Einfluss auf Entzündung
  - ✓ wirken entzündungshemmend
- ⇨ beugen Herz-Kreislauf-Erkrankungen vor
  - ✓ schützen das Gefäßsystem
  - ✓ helfen diabetischen Spätschäden vorzubeugen (Makro- und Mikroangiopathien)

5.8 Coenzym Q10 (Ubichinon 10)

Die vitaminähnliche Substanz Coenzym Q10 spielt bei der Energiegewinnung in den Kraftwerken der Zelle, den Mitochondrien, eine zentrale Rolle – dort wird mit seiner Hilfe die Nahrungsenergie in Zellenergie umgewandelt. Nur wenn ausreichend Coenzym Q10 vorhanden ist, können die Zellen die für alle Stoffwechselprozesse notwendige Energie aus Nahrungsmitteln herstellen.

Der Körper kann Coenzym Q10 selbst aus den Aminosäuren Phenylalanin, Tyrosin und Methionin mit Hilfe der Mikronährstoffe Vitamin B12 sowie weiterer B-Vitamine und Folsäure herstellen.

Die höchsten Coenzym-Q10-Konzentrationen im menschlichen Körper finden sich in Organen mit hohen Energieumsatz wie Herz, Niere, Leber.

In den Herzmuskelzellen sind besonders viele Mitochondrien zu finden – das Herz benötigt stetig Energie es ist ja pausenlos im Einsatz – daher ist es auch besonders auf Coenzym Q10 angewiesen.

Ein höherer Bedarf an Coenzym Q10 kann immer dann entstehen, wenn besonders viel Energie notwendig ist z. B. in Stresssituationen, Leistungssport, starker Muskelarbeit, Infektionen und Krankheiten, die mit einer Störung der Mitochondrienfunktion einhergehen wie z. B. Herzinsuffizienz.

Ab dem 30. Lebensjahr fällt der Coenzym-Q10-Gehalt im Blut und in den Organen zunehmend ab – am stärksten in der Bauchspeicheldrüse.

Eine medikamentöse Therapie kann auch einen Einfluss auf die Coenzym-Q10-Konzentration haben. So kann eine Therapie mit Cholesterinsenkern vom Statintyp (z. B. Simvastatin) den Coenzym-Q10-Bedarf steigern, da das Medikament nicht nur die Synthese von Cholesterin, sondern auch die körpereigene Produktion von Coenzym Q10 hemmt.

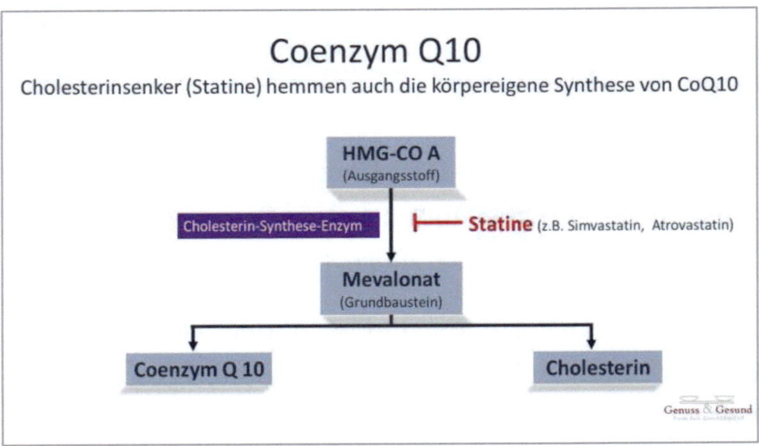

Abbildung 31: Coenzym Q10 und Cholesterinsenker [Quelle nach (Gröber & Kisters, Arzneimittel als Mikronährstoffräuber, 2017)]

Da im Körper die Coenzym-Q10-Konzentration altersbedingt am stärksten in der Bauchspeicheldrüse abfällt und Patienten mit metabolischem Syndrom häufig mit Cholesterinsenkern vom Statintyp behandelt werden, ist auch an eine begleitende Ergänzung mit Coenzym Q10 zu denken.

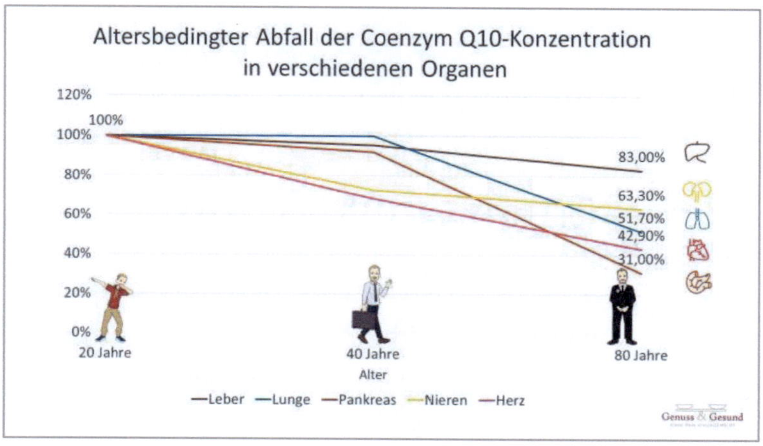

Abbildung 32: Coenzym Q10-Konzentration – altersabhängig [Quelle nach (Gröber, Mikronährstoff-Beratung Indikationen - Ein Arbeitsbuch, 2020)]

Eine Unterversorgung mit Coenzym Q10 kann sich in Abgeschlagenheit, Muskelschmerzen oder Herzmuskelschwäche äußern.

5.8.1 Coenzym Q10 in der Nahrung

Der tägliche Bedarf an Coenzym Q10 ist nicht genau festgelegt, da der Körper diese Substanz aus den Aminosäuren Phenylalanin, Tyrosin und Methionin mit Hilfe der Folsäure, Vitamin B12 und anderen B-Vitaminen selbst herstellen kann. Zusätzlich nehmen wir Coenzym Q10 über die Nahrung auf. Es ist vor allem enthalten in Fleisch, Eiern und Fisch sowie in kaltgepressten Pflanzenölen wie Olivenöl, Raps- und

Weizenkeimöl (Gröber, Orthomolekulare Medizin, 2002, S. 106).

5.8.2 Zusammenfassung

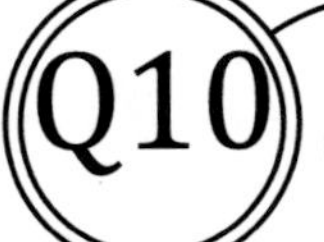

Coenzym Q10 und Diabetes

Coenzym Q10

- ⇨ wichtig für die Energiegewinnung in den Zellen
- ⇨ Konzentration fällt im Laufe des Lebens ab
  - ✓ altersbedingt stärkster Abfall in der Bauchspeicheldrüse
- ⇨ Status wird von Medikamenten beeinflusst:
  - ✓ Behandlung mit Cholesterinsenkern (Statine) hemmt den Aufbau des körpereigenen Coenzyms Q10
- ⇨ Symptome einer Unterversorgung
  - ✓ Abgeschlagenheit, Muskelschmerzen oder Herzmuskelschwäche

5.9 α-Liponsäure (Thioctsäure)

Die α-Liponsäure ist eine körpereigene Verbindung und übernimmt eine zentrale Rolle im Energiestoffwechsel der Nervenzellen. Sie dient als Coenzym für eine Vielzahl von verschiedenen Enzymen in den Mitochondrien- den Energiekraftwerken der Zellen.

Sie ist ein Radikalfänger und starkes Antioxidans. Unter den Antioxidantien besitzt sie das breiteste Wirkspektrum. In dieser Eigenschaft kann sie die im Köper verbrauchten weiteren Antioxidantien, wie Vitamin C, Vitamin E, Coenzym Q10 und L-Glutathion, regenerieren. Außerdem kann sie regulierend in Entzündungsprozesse eingreifen, indem sie die Entzündungsfaktoren wie z.B. TNF-α hemmt. (Gröber, Orthomolekulare Medizin, 2002).

Überdies hemmt sie besonders effektiv die Verzuckerung der körpereigenen Eiweiße (AGE-Bildung) und setzt dadurch auch die HbA1C-Werte herab. Damit verhindert sie, dass der angereicherte Blutzucker in den Blutgefäßen und in den Nervenzellen seine schädigende Wirkung mit geballter Kraft ausüben kann (Gröber, Mikronährstoff-Beratung Indikationen - Ein Arbeitsbuch, 2020, S. 49)

Die α-Liponsäure verbessert zudem die zelluläre Zuckerverwertung und die Wirkkraft des Insulins.

α-Liponsäure spielt im Energiestoffwechsel der Nervenzelle eine zentrale Rolle. Sie kann den Schäden an den Nerven vorbeugen, die vom hohen Blutzucker hervorgerufenen werden. In Studien mit Polyneuropathiepatienten führte die Gabe von α-Liponsäure zu einer signifikanten Verbesserung der neuropathischen Symptome wie Schmerzen, Brennen, Missempfindungen (Parästhesien) sowie der sensorischen und motorischen Nervenleitgeschwindigkeit (Gröber, Orthomolekulare Medizin, 2002, S. 244). Benfotiamin ergänzt im Zusammenspiel mit α-Liponsäure die antientzündliche, nervenschützende und schmerzstillende Wirkung.

Studien zeigten, dass eine Kombination von α-Liponsäure und Benfotiamin in der Behandlung diabetischer Nervenstörungen hilfreich sein kann (Gröber, Mikronährstoff-Beratung Indikationen - Ein Arbeitsbuch, 2020).

5.9.1 α-Liponsäure in der Nahrung

Für den Bedarf an α-Liponsäure wurden von den Ernährungsgesellschaften keine Zufuhrempfehlungen herausgegeben, da sie vom Körper selbst gebildet werden kann.

In der Nahrung kommt α-Liponsäure vor allem in tierischen Lebensmitteln vor wie z. B. in Herz und

Leber. In pflanzlichen Lebensmitteln hingegen ist deren Gehalt eher gering.

5.9.2 Zusammenfassung

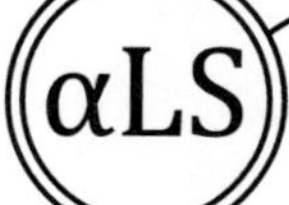

α-Liponsäure und Diabetes

α-Liponsäure

- ⇨ beeinflusst die Bildung von AGEs
  - ✓ hemmt die Verzuckerung der Eiweiße (AGE-Bildung)
- ⇨ hat Wirkung auf die Glucoseverwertung
  - ✓ verbessert die Wirkkraft des Insulins
  - ✓ verbessert die zelluläre Zuckerverwertung
- ⇨ wirkt auf die Nervenzellen
  - ✓ hemmt die schädigende Wirkung hoher Blutzuckerspiegel in den Nervenzellen
  - ✓ verbessert die Symptome einer Neuropathie (Brennen, Schmerzen, Ameisenlaufen, Kribbeln)

Puh… das war jetzt eine geballte Ladung an Information zu den einzelnen Nährstoffen. Du hast erfahren, welche Rolle die Nährstoffe bei der Entstehung und für den Verlauf vom Diabetes spielen können. Du hast gesehen, wie die Wirkungen der Nährstoffe ineinandergreifen, wie sie sich gegenseitig unterstützen und welchen Einfluss sie auf den Stoffwechsel haben.

Lass‘ uns im weiteren Verlauf einen Blick auf den Darm, die Ballaststoffe und die Ernährung im Gesamten werfen. Wie sieht es mit hochverarbeiteten Lebensmitteln und den darin versteckten Zuckern aus? Wie kann das Übergewicht überwunden werden und welche Rolle spielen die Gene?

6 Darmgesundheit und Diabetes – eine wenig bekannte Verbindung

> *Im Darm liegt der Ursprung von Gesundheit oder Krankheit.*
>
> *(aus China)*

Du fragst Dich nun sicherlich: Diabetes ist doch eine Stoffwechselerkrankung, was hat denn der Darm damit zu tun?

In den letzten Jahren beschäftigen sich Forschungen zunehmend mit dem Darm und seinen Einfluss auf die Gesundheit. Inzwischen weiß man, dass sehr viele Erkrankungen, bei denen man es auf den ersten Blick nicht vermuten würde, auch mit dem Darm in Zusammenhang gebracht werden können. Insbesondere auch beim Diabetes geht man von einer Wechselbeziehung der Stoffwechselstörung mit der Darmgesundheit aus. Daher will ich auch in diesem Zusammenhang näher auf die Darmgesundheit eingehen.

6.1 Darmmikrobiom: Dein bester Freund und Helfer

Der Darm ist nicht nur ein Schlauch, der die Verdauung kanalisiert. Er dient außerdem der Resorption und der Verwertung von Nahrungsinhaltsstoffen und Flüssigkeiten. Forschungen zeigen inzwischen aber, dass der Darm überdies einen enormen Einfluss nicht nur auf die Verdauung, sondern auf die Gesundheit im Ganzen hat.

Um die Nahrungsinhaltsstoffe aufnehmen zu können, verfügt der Darm über eine immens große Oberfläche mit etwa 200 m^2, damit ist dessen Oberfläche etwa hundertmal so groß wie die der Haut.

Der Darm ist aber auch ein Lebensraum für eine außerordentlich große Anzahl an Mikroorganismen. Die mit Abstand meisten Bakterien finden sich vor allem im Dickdarm. Die Gesamtheit der Bakterien wird Darmmikrobiom auch Darmflora oder Microbiota genannt.

Das Darmmikrobiom beherbergt über 100 Billionen Bakterien, darunter Bifidobakterien, Kolibakterien, Milchsäurebakterien.

Allein schon in einem einzigen Gramm Darm-schleimhaut befinden sich etwa eine Billion Bakterien;

um diese ungeheure Menge zu verdeutlichen: Eine Billion, das ist eine 1 mit 12 Nullen dran!

In unserem Körper tummeln sich etwa zehnmal mehr Mikroorganismen als er Zellen hat; so gesehen bestehen wir nur zu etwa 10 % aus Mensch, zu 90 % aber aus Mikroben. Sie bringen zusammengenommen bis zu zwei Kilogramm Gewicht auf die Waage. Würde man sie alle wie Perlen auf einer Schnur aufreihen, reichten sie zweieinhalbmal um die Erde.

Man nimmt an, dass allein im Darm über 200 verschiedene Arten von Bakterien zu finden sind. In den Bakterienstämmen dominieren v. a. die Bacteroidetes, Firmicutes und Proteobakterien zu verschiedenen Anteilen.

Die Zusammensetzung des Darmmikrobioms und damit der Anteil an den verschiedenen Bakterienstämmen und -arten unterscheidet sich von Individuum zu Individuum und hängt von Ernährung und Lebensstil ab. Das Mikrobiom eines jeden Menschen ist einzigartig, wie dessen Fingerabdruck. Der Unterschied zum Fingerabdruck besteht jedoch darin, dass dieser immer gleich bleibt, das Mikrobiom hingegen passt sich an, es lässt sich verändern.

Doch sind unsere „Mitbewohner" nicht nur stille Teilhaber, sondern sie haben eine enorme Auswirkung auf unsere Gesundheit. Neuesten Erkenntnissen nach, haben sie nicht nur Einfluss auf die Verstoffwechslung der Nahrung, sondern auch auf das Körpergewicht, Entzündungsgeschehen, Abwehrsystem und ja, auch auf die Psyche. Auch der Einfluss auf Parkinson und auf das Altern ist bei Forschungen belegt worden. Untersuchungen zufolge profitieren auch Covid-19-Patienten von der immunmodulierenden Wirkung des Darmmikrobioms (Lenzen-Schulte, 2022).

Die immense Bedeutung des Darmmikrobioms bei der Entstehung, Therapie und Prävention von Erkrankungen wie Diabetes mellitus, Übergewicht, Allergien und Krebs wird bereits als stille Revolution in der Medizin betrachtet.

Im Darm gibt es Bakterienarten, die sich günstig auf die Gesundheit auswirken, als auch solche, die eher ungünstig sind. Ihr Mitwirken trägt entscheidend dazu bei, ob wir gesund sind, oder ob sich der Körper eher in eine ungesunde Richtung bewegt. Entscheidend ist aber nicht eine bestimmte Bakterienart, vielmehr kommt es auf deren Vielfalt an. Je vielfältiger das Mikrobiom zusammengesetzt ist, desto stabiler und widerstandsfähiger gegenüber Störungen ist es. Wichtig ist dabei, dass die schützenden Bakterienarten die Oberhand behalten. Denn der Darm ist auch unser größtes Immunorgan.

Die Darmschleimhaut bildet eine Schranke zwischen „außen“ und „innen“. Sie ist eine Grenzregion zwischen dem zum Darminhalt gewordenen Nahrungsbrei, welches von außen kommt, und dem Körperinneren, wohin die Nahrungsbestandteile aufgenommen werden. In dieser Grenzfunktion muss der Darm über außerordentlich gute Schutzmechanismen verfügen, damit keine krankmachenden Stoffe in den Körper aufgenommen werden. Dies ist umso bedeutsamer, bedenkt man, dass die Darmschleimhaut aus gerade mal einer Zellschicht besteht. Wenn im Darminhalt eine problematische Substanz auftaucht, wird der gesamte Körper in Alarmbereitschaft versetzt.

Die schützende Darmbarriere besteht aus drei Komponenten: dem Darmmikrobiom, der Darmschleimhaut und dem darmeigenen Abwehrsystem.

Die Darmbarriere hat dabei vier Schutzebenen:

1. Darmmikrobiom (= mikrobielle Barriere)
2. Schleimschicht (= physikalische Barriere)
3. Darmepithelzellen (= mechanische Barriere)
4. Bindegewebsschicht (= immunologische Barriere)

Zusätzlich zu diesen vier Schutzebenen sind die einzelnen Darmepithelzellen untereinander mit den sogenannten „Tight junctions“ verbunden. Das sind enge Zellkontakte, mit denen die Epithelzellen aneinandergeheftet sind, ähnlich wie ein Druckverschluss. Diese Tight junctions dichten die Zellzwischenräume zusätzlich ab und bilden somit auch einen weiteren Schutz vor eindringenden Mikroorganismen.

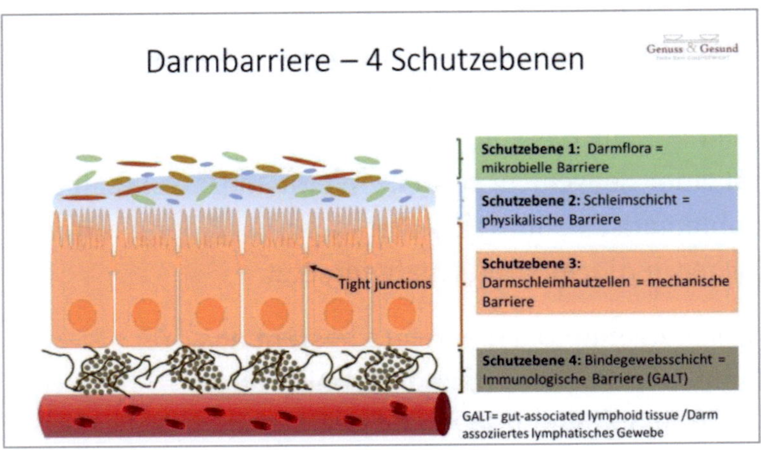

Abbildung 33: Die vier Schutzebenen der Darmbarriere

Zusammen mit dem assoziierten lymphatischen Gewebe (engl. "gut-associated lymphoid tissue", GALT), ist der Darm unser größtes Immunorgan. Er beherbergt einen Großteil unseres Immunsystems – mehr als 70 % der körpereigenen Immunzellen sind in der Darmschleimhaut beheimatet.

Die Darmbakterien stärken ihn in dieser Funktion, weil sie in der Lage sind, das Immunsystem zu schulen und zu unterstützen, indem sie bestimmte Immunzellen steuern und Autoimmunerkrankungen vorbeugen können. Die Darmbakterien bilden auch eine Abwehrmauer gegen Toxine. Sie können viele unguten Stoffe aus der Nahrung neutralisieren. Daher werden sie oft auch die „zweite Leber“ genannt. Vermindert man die nützlichen Darmbakterien, steigt auch die Belastung der Leber an (Perlmutter, 2016).

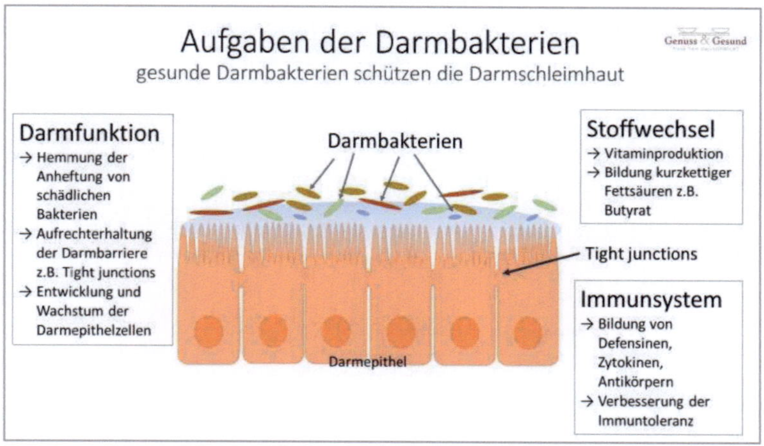

Abbildung 34: Aufgaben der Darmbakterien

Eine Störung der Darmbarriere kann im sogenannten „Leaky-Gut-Syndrom“ münden, was übersetzt so viel heißt wie „durchlässiger Darm“. Die Schutzfunktion der Darmschleimhaut ist empfindlich gestört. Das führt dazu, dass pathogene, also krankmachende Keime, sowie Toxine ungehindert in den Blutkreislauf gelangen können. Das Immunsystem reagiert daraufhin mit Entzündungen und allergischen Prozessen. Die Symptome sind schleichende Beschwerden, die die

Betroffenen oft gar nicht als solche wahrnehmen. Sie fühlen sich schlapp, müde, abgeschlagen; irgendwie krank, ohne wirklich krank zu sein. (Gröber, Mikronährstoff-Beratung Indikationen - Ein Arbeitsbuch, 2020, S. 37 ff).

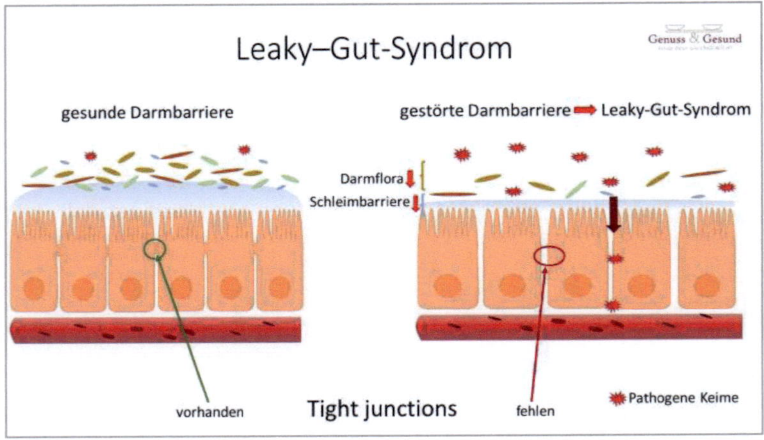

Abbildung 35: Störung der Darmbarriere - Leaky-Gut-Syndrom

Erkrankungen, die mit einem Leaky-Gut-Syndrom in Verbindung stehen können, wären z. B. Diabetes mellitus, Adipositas, Allergien, entzündliche Darmerkrankungen, Reizdarmsyndrom, Fettleber, Rheuma, Depressionen (Gröber, Mikronährstoff-Beratung Indikationen - Ein Arbeitsbuch, 2020, S. 37 ff).

Zudem verfügt der Darm über ein ausgeprägtes Nervengeflecht, welches in intensiver Kommunikation mit dem Körper steht. Daher wird der Darm auch als „Bauchgehirn" bezeichnet. Über den Vagusnerv besitzt der Darm eine direkte Verbindung zum Gehirn. 80–90 % der Nervenfasern verlaufen *vom* Darm *zum* Gehirn – somit sendet der Darm mehr Informationen an das Gehirn als umgekehrt. Diese sogenannten Darm-Hirn-Achse rückt im Zusammenhang mit der Gesundheit immer mehr in den Blickpunkt.

Im Darm werden auch Nervenbotenstoffe erzeugt, die wichtig für die Gehirnfunktion sind. So werden z. B. an die 90% des Glückhormons Serotonin in den Nervenzellen des Darms gebildet. Erstaunlich ist, dass der Darm die Psyche stärker beeinflusst als umgekehrt. Der Darm steuert also nicht nur Verdauung, Appetit und Sättigung, sondern hat auch einen enormen Einfluss auf die Stimmungslage. Dies könnte vielleicht erklären, warum bei Hunger die Laune im Keller ist und Diäten aufs Gemüt schlagen können.

Forschungen gehen sogar davon aus, dass die Wiederherstellung einer gesunden, vielfältigen Darmflora durch eine angepasste Ernährungsweise auch eine Behandlungsoption bei Depressionen darstellen kann.

Eine weitere wichtige Funktion der Darmbakterien besteht darin, dass sie in der Lage sind, Entzündungskaskaden zu regulieren, was wiederum das Risiko für einen Großteil von chronischen Erkrankungen mindern kann.

Das Darmmikrobiom ist jedoch ein empfindliches Ökosystem, welches auf viele Faktoren aus der Umwelt reagiert. So hat nicht nur die Ernährungsweise Einfluss auf das Mikrobiom, sondern auch Bewegung, Stress, als auch Erkrankungen und Medikamente. Insbesondere Antibiotika können das empfindliche Ökosystem durcheinander bringen.

Darmbakterien sind nicht nur unsere Mitbewohner, sondern auch unsere Mitesser. Mit dem, was wir essen, ernähren wir ebenso unsere Darmbakterien – die guten wie auch die schlechten. Wir haben es in der Hand, welche wir bevorzugt füttern wollen. Als unsere Mitesser sind sie für uns von besonderer Bedeutung. Einige Mikroorganismen können Nahrungsinhaltsstoffe verwerten, die wir ohne sie nicht verdauen könnten. Sie produzieren ferner auch bei deren Abbau wichtige Stoffe, die wiederum unseren Stoffwechsel beeinflussen.

Ballaststoffe dienen vor allem als Futter für unsere guten Darmbakterien. Einige löslichen Ballaststoffe, auch als MAC bezeichnet (engl. "microbiota accessible carbohydrates"), werden von den guten, also schützenden, Darmbakterien weitgehend abgebaut. Dabei bilden sie unter anderem kurzkettige Fettsäuren wie Acetat, Propionat und Butyrat. Diese Abbaustoffe sind wahre Multitalente hinsichtlich ihrer Wirkung auf Stoffwechsel und Organe. Sie dienen den Schleimhautzellen im Darm als Energiequelle, fördern dadurch die Schleimbildung und somit die Schutzschicht. Damit stärken sie die Darmbarriere, tragen zu einem sauren Milieu bei und wirken positiv auf Blutzucker- und Fettstoffwechsel ein. Sie tragen außerdem zur Regulation des Appetits bei und beeinflussen die Leber und die Gefäße positiv.

Eine ballaststoffreiche Ernährung mit einem großen Anteil an pflanzlichen Lebensmitteln wie Obst, Gemüse und Vollkornprodukten, dient den guten Darmbakterien als Futter, die wiederum die hilfreichen kurzkettigen Fettsäuren bilden können.

Das Darmmikrobiom wird außerdem auch von Polyphenolen positiv beeinflusst. Polyphenole gehören zu den sekundären Pflanzenstoffen. Auch Omega-3-Fettsäuren und pflanzliches Protein wirken vorteilhaft auf die Darmbakterien.

Darmbakterien sind auch in der Lage, Vitamine zu produzieren z. B. Vitamin K und Biotin. Diese durch die Darmbakterien produzierten Vitamine tragen jedoch weniger zum systemischen Vitaminstatus bei. Vielmehr scheinen sie für die Entwicklung und den Stoffwechsel der Darmbakterien selbst, als auch für die Schleimhautzellen im Dickdarm von Bedeutung zu sein. (Biesalski & Grimm, Taschenatlas Ernährung, 2011, S. 154; Gröber, Orthomolekulare Medizin, 2002, S. 69; Biesalski,

Vitamine, Spurenelemente und Minerale - Indikation, Diagnostik, Therapie, 2019, S. 215).

Diejenigen Ballaststoffe, die als Futter für die guten Darmbakterien dienen können, werden Präbiotika genannt, dazu gehören z. B. Inulin oder Oligofructose. Präbiotika sind vor allem enthalten in Gemüse wie Chicorée, Schwarzwurzeln, Spargel, Topinambur, Lauch und Zwiebeln.

Als Probiotika hingegen werden Lebensmittel bezeichnet, die lebenden Mikroorganismen enthalten. Mikroorganismen die einen gesundheitlichen Vorteil bringen, wenn diese in ausreichender Menge in den Darm gelangen. Dazu gehören zum Beispiel Bifidobakterien in Joghurt oder Milchsäurebakterien in fermentierten Lebensmitteln wie Sauerkraut.

Präbiotika

Lebensmittelbestandteile wie Fasern und Ballaststoffe, die von den Darmbakterien verdaut werden (MACs). Dazu zählen Ballaststoffe wie Inulin und Oligofructose.

Probiotika

Speziell zubereitete Nahrungs- oder Lebensmittel, die lebende Mikroorganismen wie zum Beispiel Hefen und Milchsäurebakterien enthalten, denen gesundheitsfördernde Eigenschaften zugeschrieben werden. Dazu zählen fermentierte Lebensmittel wie zum Beispiel Kefir, Sauerkraut.

Nahrungsfaktoren, die sich negativ auf unsere Darmmitbewohner, die Mikroorganismen im Darm, auswirken, gibt es natürlich auch nicht zu knapp, vor allem in der aktuell häufig anzutreffenden Ernährung. Dazu gehören eine hohe Zufuhr an Nahrungsfett, tierischem Protein, Zucker und Salz als auch eine zu geringe Zufuhr an Ballaststoffen. Eine Komposition, die sich häufig auf unseren Tellern findet.

Diese ungünstige Ernährungsweise führt zu einer geringen Diversität des Darmmikrobioms. Das heißt: die Vielfalt nimmt ab, die schlechten Darmbakterienarten gewinnen die Oberhand und können ihre schädlichen Einflüsse auf die Gesundheit ausleben.

Die Deutsche Gesellschaft für Ernährung (DGE) empfiehlt eine Ballaststoffzufuhr von mindestens 30 g/Tag – für Diabetiker sogar eher mehr in Richtung 40 g/Tag. Nach den Daten der Nationalen Verzehrstudie II erreichen 75 % der Frauen und 68 % der Männer die empfohlene Ballaststoffzufuhr von mindestens 30 g/Tag nicht.

Das Mikrobiom im Darm ist flexibel und passt sich den Gegebenheiten an – im negativen wie im positiven Sinne.

Das heißt: Wir haben es mit unserer Ernährung und unserem Lebensstil in der Hand, welche Seite wir stärken. Die guten, gesundheitsfördernden Darmbakterien oder die schlechten? Was wollen wir erreichen? Eine breite, bunte Vielfalt, eine große Diversität oder eher eine einseitige Besiedelung mit geringer Vielfalt und mangelhafter Stabilität?

Auf eine kurzfristige Umstellung des Essens reagieren die Darmbewohner recht schnell – die Veränderung ist allerdings nicht von Dauer. Langfristige Änderungen hingegen können sich auch auf die Gene und die

Stoffwechselaktivitäten des Mikrobioms auswirken. Mit Durchhaltevermögen und einer langfristigen Ernährungsumstellung können wir somit nicht nur unserem Darm dauerhaft Gutes tun, sondern auch unsere Gesundheit beeinflussen.

Studien besagen, dass im Darm von Patienten mit Typ-2-Diabetes ein bakterielles Ungleichgewicht vorliegt (Cunningham, Stephens, & Harris, 2021). Das hat zur Folge, dass Diabetikern Nebenprodukte der Darmbakterien fehlen, die für die Gesundheit erforderlich sind. Der Blutzuckerwert spiegelt also nicht nur die Zucker- und Kohlenhydrataufnahme im Körper wider, sondern auch Gleichgewicht und Vielfalt des Mikrobioms im Darm.

6.2 Einfluss des Darmmikrobioms auf die Gesundheit

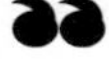

Der Tod beginnt im Dickdarm.

(Ilja Metschnikow)*

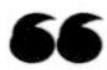

*(russischer Arzt, 1908 Nobelpreis für Medizin gemeinsam mit Paul Ehrlich für seine Arbeiten über Immunität)

Die Darmbakterien, ihre Art und Vielfalt haben einen großen Einfluss auf die Gesundheit. Inzwischen weiß man, dass das Darmmikrobiom zur Aufrechterhaltung einer Vielzahl physiologischer Prozesse beiträgt – also den Vorgängen im Körper, die dessen natürlichen, gesunden Grundlagen entsprechen. Darunter fallen unter anderem die Verstoffwechslung der Nahrung, der Schutz vor Krankheitserregern und die Regulation der Immunfunktion. Über die Darm-Hirn-Achse hat das Mikrobiom auch einen großen Einfluss auf das Gehirn. So kann dessen Funktion auf unsere Stimmung und Emotionen und unser kognitives Verhalten einwirken. Das Darmmikrobiom beeinflusst das Sättigungsgefühl als auch den circadianen Rhythmus und wirkt sich schützend auf das zentrale Nervensystem (ZNS – Gehirn) aus (Neuroprotektion).

Eine ballaststoffarme Ernährung mit hoch verarbeiteten Lebensmitteln hat sich als kritischer Faktor gezeigt, der das Ökosystem Darm dauerhaft negativ beeinflussen kann. Minderwertige oder einseitige Nahrungsquellen reduzieren die Vielfalt und die Zusammensetzung des Darmmikrobioms und schränken deren funktionelle Aktivität ein. Diesen Zusammenhang konnten Wissenschaftler um Laura Bolte von der Universität Groningen zeigen: Ob im Darm ein entzündungsförderndes Milieu herrscht, hängt von der Beschaffenheit der Darmflora und diese wiederum von der Zusammensetzung der Nahrung ab. So erhöhen tierische Lebensmittel, fettes Fleisch, verarbeitete Produkte, Alkohol und Zucker das Wachstum entzündungsfördernder Bakterienarten. Im Gegensatz dazu fördert eine Ernährung mit vorwiegend Gemüse, Obst, Hülsenfrüchten, Nüssen, fettarmen fermentierten Milchprodukten und Fisch das Wachstum von Bakterienstämmen, die anti-entzündliche Eigenschaften aufweisen (Lorenz, Gesunde Ernährung unterstützt das Darmmikrobiom bei CED, 2021); (Bolte & et.al, 2021).

Beim Überwiegen der schlechten Darmbakterien kommt es zu negativen Veränderungen im Gallensäurestoffwechsel und in der Verarbeitung von Nahrungsmittelbestandteilen. Das kann sich subjektiv mit einer vermehrten Bildung von Gasen, Blähungen und Bauchschmerzen sowie in Stuhlunregelmäßigkeiten wie Durchfall oder Verstopfung äußern. Symptome, die sich auch bei funktionellen Darmerkrankungen wie Reizdarm oder Reizmagen finden.

Die daraus resultierende reduzierte Synthese von kurzkettigen Fettsäuren (engl. short chain fatty acids, SCFA) können unterschwellige Entzündungen hervorrufen.

Zusätzlich kann so ein durcheinandergebrachtes Darmökosystem auch einen Einfluss auf das zentrale Nervensystem haben, denn der Aufbau von einigen Nervenbotenstoffen wird ebenfalls über das Darmmikrobiom reguliert. Dieses kann einen negativen Einfluss auf die Stimmungslage, auf die Emotionen und auf das kognitive Verhalten zur Folge haben.

6.3 Übergewicht und Darmmikrobiom

Über 90 % der Darmbakterien bestehen aus Firmicutes- und Bacteroidetes-Arten. Die Firmicutes-Arten gehören zu den „fettliebenden" Bakterien. Sie tragen zu einer gesteigerten Fettaufnahme bei und entziehen der Nahrung mehr Energie.

Forschungen haben gezeigt, dass fettleibige Menschen im Verhältnis einen höheren Anteil an Firmicutes-Stämmen in ihrer Darmflora aufweisen, schlanke Menschen hingegen hatten einen höheren Anteil an Bacteroidetes-Arten. Fettleibige Personen hatten, Untersuchungen zufolge, 20 % mehr Firmicutes-Stämme und fast 90 % weniger Bacteroidetes-Arten als Normalgewichtige (Perlmutter, 2016, S. 132).

Das Verhältnis der Bakterienstämme zueinander ist ein wichtiger Faktor für das Gesundheits- und Krankheitsrisiko. Das Verhältnis zwischen Firmicutes- und Bacteroidetes-Stämmen (F/B-Verhältnis) gilt mittlerweile als Biomarker für starkes Übergewicht (Perlmutter, 2016).

Es kommt also auf die Zusammensetzung und die Vielfalt der Darmbakterien an. Die verschiedenen Bakterienstämme sollten in einem ausgewogenen Verhältnis zueinander stehen.

Durch eine Erhöhung der Ballaststoffzufuhr können wir einen Einfluss darauf nehmen, ob die Bakterienvielfalt zugunsten der gesundheitsfördernden „guten" Darmbakterien ausfällt.

Bei übergewichtigen, adipösen Menschen ist neben der Vielfalt der Darmflora auch der Biotinstoffwechsel gestört. Biotin, welches zu den B-Vitaminen gehört, kann von den Darmbakterien hergestellt werden und ist bei zahlreichen Stoffwechselprozessen wichtig, u. a. im Kohlenhydrat- und Fettstoffwechsel. Eine Forschergruppe um Dr. Eugeni Belda von der Sorbonne in Paris hat festgestellt, dass bei ausgeprägter Adipositas und schwerem Diabetes die Fähigkeit der Darmbakterien zur Biotinproduktion enorm abnimmt. Der veränderte Biotinhaushalt steht auch im Zusammenhang zur Stoffwechselstörung. Die Forscher fanden daneben heraus, dass im Mäusetiermodell fettreiches Futter die biotinproduzierenden Darmbakterien reduzierten und damit auch die Biotinkonzentration niedrig war. Möglicherweise kann man bei fettleibigen Menschen mit der Nahrung und B-Vitaminen einer Verschlechterung der Stoffwechsellage entgegenwirken, so die Hoffnung der Wissenschaftler (Lorenz, Adipositas - Darmmikrobiom als Ansatzpunkt für die Therapie?, 2022); (Belda, Voland, Tremaroli, Falony, & et.al, 2022).

6.4 Fructose, Fettleber und Darmmikrobiom

Fructose, auch Fruchtzucker genannt, ist ein Einfachzucker und die süßeste aller Kohlenhydratformen. In natürlicher Form ist Frucotse vor allem in Früchten zu finden. Aber auch die Lebensmittelindustrie greift gern auf diese Süße zu.

Der Verzehr großer Mengen an Fructose führt zu gravierenden gesundheitlichen Beeinträchtigungen: Dazu gehören die Entwicklung einer Fettleber, Schädigung des Darmmikrobioms aber auch die Entwicklung von Fettstoffwechselstörungen und eines Typ-2-Diabetes mellitus.

Der Darm ist das erste Organ, das Fructose abbaut. Wird auf einmal zu viel Fructose zugeführt, schafft es der Darm allein nicht mehr. Der Überschuss an Fructose wird dann in der Leber und anderen Organen verstoffwechselt. Über verschiedene Stoffwechselschritte führt die hohe Fructosekonzentration zu einem gesteigerten Fettaufbau in der Leber, mit der Folge dass sich eine Fettleber entwickelt. Dies steigert obendrein das Risiko für eine Fettstoffwechselstörung und die Entwicklung eines Diabetes mellitus (Arndt, 2021).

Du fragst Dich nun zurecht: „Zu viel Fructose ist also nicht gut und Obst enthält Fructose. Nun heißt es aber doch, Obst sei gesund und man solle viel Obst essen.“. Wie verhält es sich damit?

Nun, das hängt von der Menge und der Darreichungsform ab.

Obst und der daraus gewonnene Fruchtsaft sind von Natur aus reich an Fructose. Im Gegensatz zu Fruchtsaft hingegen ist in den ganzen Früchten die Fructose in viele Fasern „verpackt“. So erklärt sich, dass ein mittelgroßer Apfel etwa 70 Kalorien in Form von Zucker aufweist, während 360 ml Apfelsaft (ohne Fruchtfleisch) auf 140 Zuckerkalorien kommen – ebenso viel wie 360 ml Limonade.

Das Obst in flüssiger Form, also als Fruchtsaft, hat keine Ballaststoffe. Dies hat zur Folge, dass eine große Menge an Fructose aus dem Fruchtsaft in den Darm gelangt und von dort direkt ins Blut aufgenommen wird. Es lässt somit den Blutzucker schneller ansteigen. Die Ballaststoffe in den Früchten hingegen verzögern die Aufnahme der Fructose aus dem Darm ins Blut. Das ist der Grund, warum frisches Obst Fruchtsäften vorzuziehen ist.

Auch Frucht-Smoothies kommen diesbezüglich eher negativ weg, selbst wenn sie als ganze Früchte püriert werden und damit auch noch ihr Fruchtfleisch und Ballaststoffe enthalten. Frucht-Smoothies werden in der Regel aus mehreren Früchten hergestellt. Sie enthalten somit eine größere Menge an Früchten, die in der flüssigen Form schneller getrunken werden, als wenn man sie einzeln äße. Somit bekommt der Körper mit Smoothies in kurzer Zeit eine größere Menge an Fructose zugeführt, als mit frischem Obst zum Essen. Wenn Du aber Smoothies magst, dann verwende besser 2/3 Gemüse und 1/3 Früchte.

Zu beachten ist auch: Im Vergleich zum Obst als Ganzes, erzeugen der Fruchtsaft und der Smoothie kaum ein Sättigungsgefühl, weil sie angesichts ihrer flüssigen Konsistenz quasi durch den Magen durchrauschen. Dabei wird ihr Genuss meist als ein Getränk verbucht, obwohl es kalorienmäßig eher schon einer Mahlzeit entspräche.

Die Fructose im Obst wird durch die in den Früchten vorhandenen Ballaststoffe langsamer aufgenommen und daher nicht in übermäßiger Menge angeschwemmt. Die wiederholte Aufnahme geringer Fructosemengen in Form von ganzem Obst kann eine zu hohe Fructosebelastung der Leber vermeiden. Daher ist also besser Obst zu essen, anstatt Obstsäfte zu trinken. Wenn Du aber gerne Fruchtsaft trinkst, dann diesen besser mit Wasser verdünnt genießen.

Ein größeres Augenmerk bezüglich der Fructose ist jedoch auf die industriell hergestellten Nahrungsmittel zu richten. Über diese werden oft sehr große Mengen an Fructose zugeführt, und das meist unbewusst.

In den Fertiglebensmitteln wird sie in Form von Glucose-Fructose-Sirup eigesetzt. Da dies ein billiger Rohstoff ist, wird es gern von der Lebensmittelindustrie als Süßungsmittel verwendet. Der Fructoseanteil im Glucose-Fructose-Sirup liegt zwischen 35–55 %. Aber auch beim Haushaltszucker, der Saccharose, liegt der Fructoseanteil bei 50 %.

Glucose-Fructose-Sirup findet sich insbesondere in Softdrinks, sowie in anderen Lebensmitteln wie Süßwaren, Backwaren, Fruchtgummis, Eiscreme etc.

Fructose hat auch auf das Darmmikrobiom einen negativen Einfluss. Künstlich erzeugte Fructose gehört zu den Feinden des Mikrobioms, weil sie die „schlechten“ Darmbakterien nährt und damit das gesunde Gleichgewicht des Darmmikrobioms stört.

Die schlechten Darmbakterien hingegen lieben diese industriell hergestellte Fructose – ebenso wie wir

Menschen meist lieber zu Süßem greifen. Und wenn das Süße noch mit einem gewissen Anteil an Fett verbunden ist, dann umso lieber. Denk an die Sahnetorte und den Schokoriegel.

Selbst Übergewicht kann Forschungen zufolge, auch auf einer Veränderung des Darmmikrobioms infolge von einem hohen Fruchtzuckerverzehr, beruhen. Also nicht nur das Zuviel an Essen, sondern auch das falsche Essen kann zu Übergewicht führen. In den meisten Fällen aber spielt beides eine Rolle.

Auch die Entstehung einer Fettleber wird durch einen hohen Fruchtzuckerverzehr gefördert. Wie oben schon beschrieben, können geringe Mengen Fruchtzucker bereits von den Darmschleimhautzellen verstoffwechselt werden. Ist die Menge aber schlichtweg zu hoch, dann geht die Fructose direkt in die Leber, wo sie den Fettaufbau steigert und somit zu einer Fettleber führen kann (Arndt, 2021). Studien zufolge leiden bereits über 30 % aller Erwachsenen an einer Fettleber. Viele wissen es nicht, da die Fettleber oft ohne Symptome einhergeht. Häufig ist es ein Zufallsbefund bei der Ultraschalluntersuchung des Bauches. Insbesondere bei Übergewicht ist das Risiko für eine Fettleber hoch, nicht nur bei Erwachsenen, sondern auch schon bei Jugendlichen. Von den Übergewichtigen mit einem BMI >30 haben etwa 70 % eine Fettleber, bei Typ-2-Diabetikern sind es sogar

90 % (Gröber & Holick, Vitamin D - Die Heilkraft des Sonnenvitamins, 2020, S. 162).

6.5 Schaden für das Darmmikrobiom

Das Darmmikrobiom ist kein statisch festgelegtes Konglomerat, sondern verändert sich ständig je nach Ernährungs- und Lebensweise. Das Gleichgewicht im Zusammenspiel der Darmbakterien kann durch verschiedene Einflussfaktoren gestört werden. Dazu gehören:

- Antibiotika
- einseitige, ballaststoffarme Ernährung
- Bakterienvielfalt in der Umgebung

6.5.1 Antibiotika

Antibiotika werden bei bakteriellen Infektionen verschrieben. Bei manchen Erkrankungen ist deren Einnahme unumgänglich, sie kann sogar lebensrettend sein. Man sollte aber nicht zu leichtfertig mit Antibiotika umgehen. Ein Grund ist, dass sich durch deren unsachgemäße Einnahme antibiotikaresistente Keime entwickeln können. Daher ist es wichtig, sich an die Einnahmeempfehlung des Arztes zu halten und das verordnete Antibiotikum in entsprechender Dosierung und Dauer einzunehmen. Auch wenn sich bereits nach wenigen Tagen eine Besserung abzeichnet, sollte das Präparat bis zum Ende der Einnahmeempfehlung eingenommen werden. Warum? Zum Zeitpunkt der Linderung ist die Bakterienpopulation zwar soweit gesunken, dass sie keine Symptome mehr auslöst; sie ist aber noch nicht ganz besiegt und der Restbestand kann sich weiter vermehren. Die neue Generation der Bakterien kann sich bereits an das Antibiotikum angepasst haben – so können sich die gefürchteten antibiotikaresistenten Keime entwickeln.

Ein weiterer Grund für einen verantwortungsvollen Umgang mit Antibiotika besteht darin, dass diese nicht nur die krankmachenden Keime angreifen, sondern auch einen Einfluss auf das Darmmikrobiom im Gesamten haben. Sie können hierbei das biologische Gleichgewicht der Darmflora stören. Dies wäre eine Erklärung dafür, warum nach einer Antibiotikatherapie Darmbeschwerden auftreten können wie zum Beispiel ein weicher Stuhlgang oder Durchfälle.

Nach einer Antibiotikatherapie ist es also empfehlenswert, ein besonderes Augenmerk auf die Darmgesundheit und den Wiederaufbau der Darmflora zu legen. Beispielsweise mittels Naturjoghurt, dessen Milchsäurebakterien die Darmflora unterstützen. Auch hilft das Essen von Gemüse (frisch und fermentiert) und weiteren ballaststoffreichen Lebensmitteln wie die Vollkornvariante von Brot und Nudeln.

6.5.2 Ernährungsform

Ebenfalls wenig förderlich für das Darmmikrobiom ist eine einseitige, ballaststoffarme Ernährung.

Eine Ernährungsweise mit einem hohen Anteil an Fast Food, Fertigprodukten, Zucker, Fett, Fleisch und einem geringem Anteil an frischen pflanzlichen Lebensmitteln sowie wenigen Ballaststoffen, reduziert die Vielfalt der Darmbakterien in kürzester Zeit. Eine ballaststoffarme Ernährung mit vielen ungesunden Anteilen hindert die „guten“ und „schlankmachenden“ Bakterien daran, einzuziehen, sich zu vermehren und ihren positiven Beitrag zu leisten.

Wohingegen faserreiche, ballaststoffreiche Lebensmittel, wenig raffinierter Zucker und ein geringer Anteil an Fett eine robuste Mischung an Darmbakterien unterstützen und deren Vielfalt fördern. Die Fasern in der Nahrung bilden das Futter für die „guten“ Darmbakterien und helfen ihnen, all jene wichtigen Substanzen zu erzeugen, die für unsere Gesundheit förderlich sind.

6.5.3 Bakterienvielfalt in der Umgebung

Schon bei der Geburt wird festgelegt, wie das Darmmikrobiom beim Kind aussehen wird. So führt eine sterile Kaiserschnittentbindung zu einer anderen Besiedlung des kindlichen Darms, als eine natürliche

Geburt. Auch Stillen ist, wenn möglich, der Flaschennahrung vorzuzuziehen. Mit der Muttermilch erhält der Säugling eine Mischung aus Bakterien, insbesondere Milchsäurebakterien. Sie fördern ein starkes Immunsystem, indem sie dafür sorgen, dass Krankheitserreger sich schlechter ansiedeln können. Mit Beginn der Breimahlzeit kommen immer weitere Bakterienarten hinzu, sodass sich im Laufe des Lebens eine Vielfalt an Bakterien im Darm ansiedeln kann.

Ein geringer Austausch mit den „guten" Bakterien in der Umgebung wie beispielsweise bei übertriebener Hygiene, führt auch zu einer anderen Besiedelung und ärmeren Bakterienvielfalt.

6.5.4 Förderung des Darmmikrobioms

Das Darmmikrobiom ist von mehreren Faktoren abhängig. Mit der Ernährungsweise haben wir einen Einfluss darauf, ob sich unsere nützlichen Helferlein im Darm wohlfühlen oder ob sie mangels Nahrung (Ballaststoffe) Reißaus nehmen und das Feld den „schlechten" Darmbakterien überlassen. Es ist also prinzipiell möglich, ein antientzündliches Darmökosystem heranzuzüchten.

Förderlich für ein gesundes Mikrobiom ist, wie gesagt, eine ballaststoffreiche Ernährung. Die Bakterien leben von den Ballaststoffen und ihnen geht es so wie uns Menschen: „Wo es Futter gibt, da ist gut sein".

Ballaststoffe finden sich in pflanzlichen Lebensmitteln wie Gemüse, Obst, Hülsenfrüchten, Pilzen, Nüssen und Samen sowie in Getreide und Getreideprodukten, sofern sie in der Vollkornvariante gegessen werden.

Außerdem förderlich für eine ausgewogene Mikrobiomvielfalt sind probiotikareiche Lebensmittel. Probiotika sind Lebensmittel mit lebenden Mikro-organismen, die einen gesundheitlichen Vorteil bringen, wenn diese in ausreichender Menge in den Darm gelangen. Dazu gehören zum Beispiel Bifidobakterien in Joghurt oder Milchsäurebakterien in fermentierten Lebensmitteln wie Sauerkraut.

Empfehlenswert für einen gesunden Darm sind also Joghurt mit lebenden Kulturen. Da Joghurt von Natur aus Milchsäurebakterien enthält, ist es nicht notwendig einen extra mit Bakterien angereicherten probiotischen Joghurt zu essen. Dafür reicht auch schon der schlichte Naturjoghurt aus. Hilfreich ist auch Kefir, milchsauer eingelegtes/fermentiertes Gemüse, Salz-Dill-Gurken, Kombucha-Tee: Das ist speziell fermentierter, kohlensäurehaltiger Schwarztee, der als Erfrischungsgetränk getrunken werden kann. Tempeh: das sind fermentierte Sojabohnen. Das koreanische Nationalgericht Kimchi, welches aus gegorenem

Gemüse besteht. Sauerkraut als gegorener Kohl liefert ebenfalls gute Bakterien für den Darm.

Deine Darmgesundheit entscheidet über dein Lebensgefühl und du entscheidest über deine Darmgesundheit.

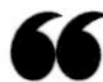

(Unbekannt)

6.6 Hilft eine Mikrobiomanalyse?

Es gibt inzwischen die Möglichkeit, Mikrobiomanalysen des Stuhls durchführen zu lassen. Bring dies einen Vorteil?

Nun, Du hast gesehen, dass die Zusammensetzung des Darmmikrobioms zum einen veränderbar und zum anderen auch individuell einzigartig und von Mensch zu Mensch unterschiedlich ist. Eine Analyse würde lediglich eine Momentaufnahme zeigen. Da das Darmmikrobiom für jedes Individuum einzigartig ist, kann man auch keine „Normalwerte" festlegen, von denen sich eine eventuelle Empfehlung oder gar eine Therapie ableiten und festmachen ließen. Laut Dr. Viola Andersen vom Israelitischen Krankenhaus in Hamburg gibt es nicht DAS normale Mikrobiom oder DIE Zusammensetzung der Darmflora, an der man die Darmfunktion präzise ablesen könne.

Man kann also nicht das EINE bestimmte Mikrobiommuster festlegen. Vielmehr kommt es auf die Zusammensetzung und die Vielfalt der Darmbakterien an. Die verschiedenen Bakterienstämme sollten einander im ausgewogenen Verhältnis entsprechen, wobei die „guten", gesundheitsfördernden Arten überwiegen sollten.

Da eine ballaststoffreiche Ernährung die Bakterienvielfalt fördert und vor allen Dingen die „guten" Darmbakterien füttert, kann eine solche Ernährung ohne vorangegangene teure Tests mit gutem Gewissen empfohlen werden (Strobel, 2022).

7 Ballaststoffe – alles andere als Ballast

Du hast nun im Rahmen der Darmgesundheit viel von Ballaststoffen gehört. Lass' uns also nun die Ballaststoffe genauer betrachten.

Ballaststoffe gehören zu den Kohlenhydraten, die vom Körper aber nicht verdaut und somit auch nicht aufgenommen werden können. Auch der Begriff „Nahrungsfasern" wird für Ballaststoffe verwendet.

Es handelt sich um quellende Nahrungsbestandteile, die vom Dünndarm unverdaut in den Dickdarm gelangen. Die darauf spezialisierten Darmbakterienarten bauen die Ballaststoffe teilweise bis vollständig ab und bilden dabei Umwandlungsprodukte (Metabolite), die positive Effekte sowohl auf die Darmschleimhaut, die Darmbarriere im Speziellen als auch auf die Gesundheit im Allgemeinen haben können. Zu solchen Metaboliten gehören die kurzkettigen Fettsäuren wie Acetat, Propionat und Butyrat. Butyrat ist eine primäre Energiequelle für die Regeneration der Darmepithelzellen. Ein Mangel an Butyrat hat einen negativen Effekt auf die Regeneration dieser Zellen und dadurch auf die Barrierefunktion der Darmschleimhaut.

Ballaststoffe haben aber nicht nur einen Einfluss auf die Darmbakterien, sondern auch einen rein physikalischen Effekt. Indem sie Wasser binden und im Darm aufquellen, haben Ballaststoffe auch stuhlregulierende Eigenschaften. Durch die Bindung von Wasser vergrößert sich das Stuhlvolumen, die Darmtätigkeit wird angeregt, der Stuhl wird weicher und gleitfähiger.

Ballaststoffe werden eingeteilt in wasserlösliche und wasserunlösliche Ballaststoffe. Zu den wasserlöslichen Ballaststoffen gehören Pektine, Inulin, Oligofructose und resistente Stärke. Leinsamen, Flohsamenschalen und Hafer enthalten z. B. 50–80 % wasserlösliche Ballaststoffe. In abgekühlten Kartoffeln bildet sich resistente Stärke. Pektine findet man in vielen Obst- und Gemüsesorten.

Wasserunlösliche Ballaststoffe sind Cellulose, Hemicellulose und Lignin. Diese Formen finden sich vor allem in Vollkornprodukten, Weizenkleie und Hülsenfrüchten.

Ballaststoffe in natürlicher Form sind fast ausschließlich in pflanzlichen Lebensmitteln und Pilzen zu finden.

7.1 Wirkung der Ballaststoffe – Magenfüller und Hungerbremse

Ballaststoffe wirken nachgewiesener Maßen vorbeugend auf viele Erkrankungen. Darunter fallen: Diabetes mellitus, erhöhte Blutfette, Bluthochdruck, Adipositas, Dickdarmpolypen und Darmkrebs, Cholesteringallensteine, Darmdivertikel, Hämorrhoiden.

Ballaststoffe haben eine hohe Quellfähigkeit und binden viel Wasser. Durch ihr größeres Volumen verzögert sich die Entleerung des Magens, das wiederum führt zu einem länger anhaltenden Sättigungsgefühl. Im Darm erhöhen sie das Stuhlvolumen und machen den Stuhl gleitfähiger. Der durch das erhöhte Stuhlvolumen erhöhte Reiz auf die Darmwand regt die Darmbewegung an. Damit verkürzt sich die Verweildauer des Speisebreis im Darm, eventuell krebserregende Stoffe haben daher nicht lange Zeit, mit der Darmschleimhaut in Berührung zu kommen. Ballaststoffe können somit vor Dickdarmkrebs schützen.

Außerdem werden die Ballaststoffe von den Darmbakterien verwertet. Dieser mikrobielle Abbau kann bei manchen Menschen zu einer erhöhten Bildung von Gasen, also zu Blähungen führen, die aber nach einer Gewöhnung an einen höheren Ballaststoffanteil stark nachlassen. Der Darm gewöhnt sich nach und nach an die faserreichere Kostform, deshalb sollte die Umstellung auf mehr Ballaststoffe langsam erfolgen.

Sie fungieren als Futter für die „guten" Darmbakterien. Diese vermehren sich und verhindern, dass sich die „schlechten" Darmbakterien ausbreiten können. Wie Du schon gesehen hast, ist die Zusammensetzung der Bakterienvielfalt im Darm von besonderer Gesundheits-relevanz.

Ballaststoffe sind in der Lage, den Cholesterinspiegel zu senken, indem sie Gallensäuren binden. Für die Herstellung neuer Gallensäure benötigt der Körper Cholesterin. Wenn Gallensäure durch die Ballaststoffe gebunden wird, muss der Körper neue Gallensäure produzieren, wobei er wiederum Cholesterin verbraucht – damit können Ballaststoffe den Cholesterinspiegel senken.

7.2 Ballaststoffe und Diabetes mellitus

Insbesondere Diabetiker profitieren von einer ballaststoffreichen Ernährung.

Durch die Ballaststoffe werden die in der Nahrung enthaltenen Kohlenhydrate verzögert abgebaut und die Glucose wird langsamer ins Blut abgegeben. Dadurch steigt der Blutzuckerspiegel nach dem Essen langsamer an und auch dessen absolute Höhe fällt geringer aus (siehe Abbildung 36: Verlauf des Blutzuckerspiegels in Abhängigkeit von der Ernährung).

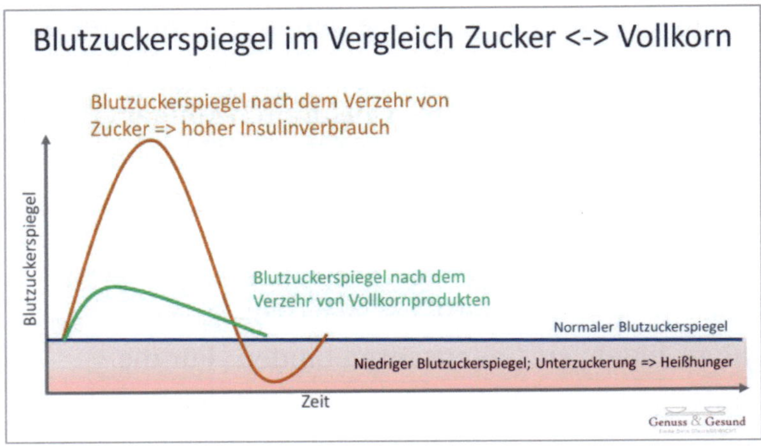

Abbildung 36: Verlauf des Blutzuckerspiegels in Abhängigkeit von der Ernährung

Eine ballaststoffreiche Ernährung hat, trotz der geringeren Energiedichte und damit entsprechend weniger Kalorien, eine hohe Sättigungswirkung durch deren Quellfähigkeit. Das Quellen der Ballaststoffe führt zu einer Dehnung der Magenwand, welche die Ausschüttung von Sättigungshormonen nach sich zieht. Die gequollenen Ballaststoffe bewirken außerdem eine verzögerte Magenentleerung, diese führt wiederum zu einem verlangsamten Blutzuckeranstieg mit geringerer Insulinausschüttung, die ihrerseits eine verminderte Fettspeicherung begünstigt.

Diese Mechanismen haben zur Folge, dass das Sättigungsgefühl frühzeitiger eintritt und der erneute Hunger erst später einsetzt. Somit leisten Ballaststoffe auch als „Magenfüller“ und „Hungerbremse“ gute Dienste.

Auch über die gute Wirkung der Ballaststoffe auf das Darmmikrobiom können Diabetiker in besonderem Maße profitieren. Denke an die Förderung der Mikrobiomvielfalt, an die Aufrechterhaltung der Darmbarriere und die Bildung von kurzkettigen Fettsäuren, die wiederum positiv auf den Blutzucker und den Fettstoffwechsel einwirken können.

Die von der DGE empfohlene Zufuhr an Ballaststoffen liegt bei 30 g/Tag. Für Diabetiker liegt die Empfehlung sogar noch höher – bei mindestens 40 g/Tag (Toeller, 2005).

Laut den Daten der NVS II (Nationale Verzehrstudie II) lag die durchschnittliche Zufuhr von Ballaststoffen bei Frauen bei 18 g/Tag und bei Männern bei 19 g/Tag. Es ist also noch Luft nach oben! Etwa 75 % der Frauen und 68 % der Männer erreichen die empfohlene Ballaststoffzufuhr von mindestens 30 g/Tag nicht.

Wichtig ist bei einer höheren Ballaststoffzufuhr: viel trinken, da die Ballaststoffe quellen müssen. Das heißt für die Praxis: bei jeder ballaststoffreichen Mahlzeit ein Glas Wasser zusätzlich trinken. Wird jedoch zu wenig getrunken, erreicht man das Gegenteil – es kommt zu Verstopfungen.

Um Blähungen vorzubeugen, ist es sinnvoll, den Darm langsam an die höhere Ballaststoffmenge zu gewöhnen und die Menge schrittweise zu erhöhen.

Wichtig bei Ballaststoffen:

- langsam an die höhere Ballaststoffzufuhr gewöhnen – Menge schrittweise erhöhen
- Ballaststoffe müssen quellen können: Daher bei jeder ballaststoffreichen Mahlzeit zusätzlich ein Glas Wasser trinken.

7.3 Ballaststoffe in der Nahrung

Gute Ballaststoffquellen sind Vollkornprodukte, Hülsenfrüchte, Gemüse und Obst, Leinsamen, Flohsamenschalen.

So enthalten z. B. 100 g gegarte Vollkornnudeln 5 g Ballaststoffe. Im Vergleich dazu hat dieselbe Menge herkömmlicher Nudeln hingegen nur 2 g Ballaststoffe, ebenso viel wie ein Apfel, der auch 2 g Ballaststoffe liefert. 100 g Heidelbeeren kommen auf 5 g Ballaststoffe und das bei gerade mal 36 kcal.

100 g geschälte Karotten haben 3 g Ballaststoffe, 100 g geschälte Schwarzwurzeln liegen mit 18 g Ballaststoffen besser im Rennen.

Bei der Zufuhr von Leinsamen sollte die Menge von 20 g pro Tag nicht überschritten werden, da laut dem Bundesamt für Risikobewertung (BfR) Leinsamen erhebliche Mengen des Schwermetalls Cadmium aus dem Boden aufnehmen und anreichern können (DGE-Ausgewählte Fragen und Antworten zu Ballastsoffen, 2021).

Weizenkleie liefert viele Ballaststoffe. Auf 100 g enthält die Weizenkleie bereits 45 g Ballaststoffe, überwiegend die wasserunlöslichen, die stark aufquellen. Auf eine ausreichende Trinkmenge ist daher zu achten. Weizenkleie enthält aber auch Phytat – das ist eine chemische Variante der Phytinsäure, die in Pflanzen als Speicherform von Phosphor dient und Mineralstoffe bindet, die die Pflanze bei der Keimung benötigt. Dies ist bei der Zinkzufuhr zu beachten, denn Phytat hemmt die Resorption von Zink (siehe auch Kapitel 5.5). Laut DGE ist im Rahmen einer vollwertigen Ernährung und einem Verzehr von 1–2 Esslöffel pro Tag (2–4 g) die Verwendung von Weizenkleie unproblematisch (DGE-Ausgewählte Fragen und Antworten zu Ballastsoffen, 2021). Eine eventuelle Ergänzung mit Zink sollte aber zeitverzögert stattfinden.

7.4 Zusammenfassung

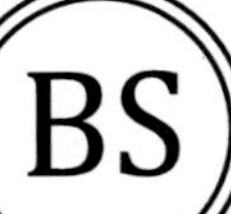

Ballaststoffe und Diabetes

Ballaststoffe

- ⇨ halten lange satt und helfen gegen Hunger
  - ✓ Magenfüller
  - ✓ Hungerbremse
- ⇨ wirken auf die Aufnahme von Glucose
  - ✓ verzögern die Glucoseaufnahme ins Blut
  - ✓ wirken vorbeugend u. a. gegen Diabetes mellitus
- ⇨ fördern die Darmgesundheit
  - ✓ Futter für die „guten“ Darmbakterien
  - ✓ fördern die Vielfalt im Darmmikrobiom

8 Essen ist mehr als „essen“

Krankheiten befallen uns nicht aus heiterem Himmel, sondern entwickeln sich aus täglichen Sünden wider die Natur. Wenn sich diese gehäuft haben, brechen sie unversehens hervor.

(Hippokrates)

Die Nahrungsaufnahme ist mehr als nur „Ernährung“ – wir essen nicht (mehr) nur, um zu überleben. Essen ist nicht nur ein ganz natürlicher, alltäglicher, sondern auch ein gesellschaftlicher Prozess. Und... es hat auch sehr viel mit unseren Gefühlen und Emotionen zu tun.

Wir essen aus Freude mit Freunden und Familie bei Feiern. Wir essen aus Frust und Unzufriedenheit – die Packung Eis bei Liebeskummer. Wir essen aus Stress – nur noch schnell einen Schokoriegel, bevor das nächste Meeting beginnt. Wir essen aus Gewohnheit, weil das Mittagessen traditionell auch bei der Oma immer schon um 12 Uhr auf dem Tisch zu stehen hatte. Wir essen aus Langeweile und Zeitvertreib – oder haben wir bei der zweistündigen Zugfahrt tatsächlich Hunger auf die ganze Tüte Gummibärchen? Wir essen aus Gewohnheit – wenn die Tüte Chips beim Fernsehabend nicht fehlen darf, oder auch das Popcorn im Kino. Die Essenszeiten geben dem Tagesablauf Struktur; Frühstück – Mittagessen – Abendessen takten uns ein.

Wir essen, weil wir positive Gefühle mit dem Essen verbinden – bei der Oma hat es immer so gut nach den Pfannkuchen geduftet, wenn wir als Kinder bei ihr waren. Essen gibt hin und wieder auch das Gefühl der Geborgenheit – manches Gericht hat am besten so zu schmecken wie in unseren liebsten Kindheitserinnerungen, als wir noch klein und behütet waren.

In der Zwischenzeit hat nicht nur die Gesellschaft eine Wandlung durchgemacht – vom Agrarzeitalter in die industrielle Zeit, in der vieles schneller und einfacher gehen muss. Auch das Leben, unser Alltag und auch unser Essverhalten haben sich grundlegend geändert. War man früher als Jäger und Sammler oft tagelang unterwegs, um etwas halbwegs Essbares zu finden, haben wir heutzutage quasi an jeder Straßenecke die Möglichkeit, etwas in den Magen zu bekommen. Das Netz aus Imbissbuden, Kiosken, Bäckereien, Dönerläden ist immer engmaschiger geworden und auch an Tankstellen kann man sich schon etwas kaufen, um den ersten Anflug von Hunger oder doch eher Appetit zu vertreiben.

Unsere Nahrungsmittel haben im Laufe der Zeit ebenfalls eine Wandlung durchgemacht: In früheren Zeiten wanderten die frisch geernteten Lebensmittel direkt vom Feld in den Topf. Früher, als der Bioanbau die Normalität war, weil es noch keine chemischen Hilfsmittel gab. Heutzutage passt sich auch die Nahrung dem industriellen Zeitalter an. Feste Mahlzeitenstrukturen im Alltag lösen sich zunehmend auf, wir arbeiten flexibel und mobil, wollen weniger Zeit mit der Zubereitung von Essen verbringen und mehr Zeit für Familie, Freunde und Hobbys haben. Auch die Arbeitsbelastung im Beruf ist eine andere geworden, bei der die Zeit für die Essenszubereitung eine immer geringere Rolle spielt.

Beim Essen geht es zudem längst nicht mehr allein darum, satt zu werden, auch der preisgünstige Genuss steht nicht mehr an erster Stelle. Nach Auskunft der Marktstrategen der Lebensmittelindustrie spielt inzwischen beim Lebensmitteleinkauf auch der Wunsch, etwas Gutes zu tun, eine große Rolle. Gutes tun für sich und seine ökologische und soziale Umwelt.

Die Lebensmittelindustrie hat auf unsere veränderten Lebens- und Essgewohnheiten reagiert: Es gibt immer mehr vorgefertigte Nahrungsmittel, sogenanntes Convenience-Food, bei dem nicht mehr geschält, geputzt, zerkleinert werden muss. Tüte aufreißen und ab damit in die Mikrowelle. Was zugegebenermaßen in einem hektischen Tagesablauf mitunter hilfreich sein kann.

Verbraucher wünschen sich nicht mehr nur eine einfache und schnelle Zubereitung, sondern fragen auch nach Nachhaltigkeit, nach sozialen und ökologischen Aspekten, nach mehr Gesundheit und Umweltschutz. Diese Wünsche wurden von den Lebensmittelherstellern aufgegriffen und so begegnen uns im Supermarkt immer mehr hochverarbeitete Produkte, die diesem Wunsch vermeintlich Rechnung tragen; z. B. High-Protein-Pudding, klimaneutrale Dönerspezialitäten, vegane Wurstalternativen, um nur einige zu nennen.

Das Fatale daran ist, dass diese Waren oft keine oder nur geringe Mengen an natürlichen Zutaten beinhalten, vielleicht sogar nur noch einzelne Bestandteile davon. Besonders hoch ist der Anteil an preiswerten Bestandteilen wie Zucker, Weizen oder Soja. Damit daraus die vielen neuartigen Lebensmittelkompositionen entstehen können, sind zahlreiche verschiedene technische Verarbeitungsstufen und Zusatzstoffe notwendig.

Um zum einen eine immer gleichbleibende Qualität und Geschmack gewährsleisten zu können und zum anderen, um die Lebensmittel „maschinentauglich" zu machen, werden Lebensmittel von der Industrie angepasst und verändert. Damit das fertige Produkt dann schmeckt, wie frisch geerntet und gerade gekocht, werden Emulgatoren und weitere Zusätze wie Aromen, Farbstoffe etc. hinzugefügt.

Ein Blick auf die Zutatenliste zeigt, wie hoch verarbeitet solch ein Produkt sein kann. Nehmen wir als Beispiel einen sogenannten High-Protein-Riegel, der durch seinen Namen wie „Power-Protein-Riegel" und der dazugehörigen Werbebotschaft das Gefühl vermittelt, er sei der ideale Snack nach dem Sport. In Wirklichkeit werden dem Grundgerüst bestehend aus Zucker, Cerealien und Zusatzstoffen isolierte Eiweiße (meist aus Soja) in Pulverform zugesetzt, um dem Ganzen ein gesundes Aussehen zu verleihen.

Faustregel:

Je länger die Zutatenliste, desto stärker wurde das Lebensmittel verarbeitet und seine einzelnen Bestandteile verändert.

Auch vegane Lebensmittel sind häufig hoch verarbeitet, um der pflanzlichen Alternative, die Konsistenz und den Geschmack von Wurst und Fleisch zu verleihen.

8.1 Hochverarbeitete Lebensmittel

Das Verarbeiten von Lebensmitteln ist keine Erfindung der industriellen Zeit. Schon in alten Zeiten wurden Lebensmittel verändert und haltbar gemacht. Das Gemüse wurde sauer eingelegt, fermentiert, das Obst wurde zu Kompott und Marmelade eingekocht. Schließlich musste ja die Ernte irgendwie haltbar gemacht werden, damit sie nicht verdirbt. Auch im Winter, wenn es keine frische Ernte einzuholen gab, musste man ja von etwas leben können. Aus der überschüssigen Milch wurde Butter gemacht oder sie wurde mit Hilfe von Lab zu Käse. Das Fleisch wurde gepökelt, geräuchert, eingesalzen oder zu Wurst verarbeitet, um es haltbar zu machen.

Ebenso gehört in der heimischen Küche das Waschen, Schälen, Zerkleinern, Auspressen, Kochen, Braten, Backen zu Verarbeitungsmethoden, die Lebensmittel genießbarer und/oder schmackhafter machen.

Die Lebensmittelindustrie hat das Verarbeiten der Lebensmittel jedoch weiter perfektioniert – bis hin zu Methoden, die einem Erdbeeren im Erdbeerjoghurt vorgaukeln, obwohl er keine Erdbeeren enthält.

Hochverarbeitete, bzw. ultraprozessierte, Lebensmittel (engl. "ultraprocessed food", UPF) sind Produkte, die industriell verwendete Substanzen enthalten wie z.B. Glucose-Fructose-Sirup, hydrierte Öle, Proteinisolate sowie weitere Zusatzstoffe. Typisch für UPFs ist, dass sie verzehrfertige Lebensmittel sind, zudem sind sie lange haltbar, erhitzbar und dazu noch schmackhaft.

UPFs sind für den Verbraucher als auch für den Hersteller sehr attraktiv: Für den Hersteller sind sie durch billige Zutaten sehr profitabel. Für den Verbraucher sind die UPFs interessant, weil sie schnell zubereitet bzw. bereits verzehrfertig sind, zudem sind sie schmackhaft und sicher in der Lagerung, da haltbar gemacht (Bechthold, 2022).

Solche hochverarbeiteten Lebensmittel gehören in der industriellen Zeit zum Alltag. Laut einer Studie der Bundesvereinigung der Deutschen Ernährungsindustrie (BVE) sind heute zwischen 80 und 90 % aller Lebensmittel industriell verarbeitet. Dazu gezählt werden auch die nur leicht verarbeiteten Grundnahrungsmittel wie Nudeln, Brot oder Butter. In deutschen Supermärkten können wir aktuell zwischen 170 000 industriell hergestellten Lebensmitteln auswählen – laut Angaben des Lobbyverbandes BVE sind vor allen Dingen Essen „on the go" immer weiter im Vormarsch. Das sind Fertigprodukte, die sich jederzeit und überall verzehren lassen, wie z. B. Pizzaschnecken aus dem Backautomaten, Wraps oder fertige Mahlzeiten aus dem Kühlregal.

Gerade von solchen ultraprozessierten, hochverarbeiteten Lebensmitteln essen wir zu viel. Laut einer Untersuchung des Instituts für Ernährung, Konsum und Gesundheit aus dem Jahr 2015 essen die Deutschen etwa 27–28 % hochverarbeitete Lebensmittel. Daten aus Großbritannien zeigen, dass hochverarbeitete Produkte dort etwa 50–60 % der gesamten Kalorienaufnahme abdecken.

Etwa 63 % der Menschen unter 30 Jahren ersetzen regemäßig Mahlzeiten durch Snacks – Snacking erhöht das Risiko für Übergewicht und die damit verbundenen Krankheiten wie etwa Diabetes mellitus. Jeder dritte Deutsche frühstückt nicht zu Hause und jeder zweite isst mittags außer Haus. Fertigprodukte „on the go" werden immer beliebter, da sie ohne viel Aufwand überall und zu jeder Zeit verzehrt werden können.

Die Nährstoffversorgung ist in diesem Zusammenhang jedoch ein weiteres Thema. Mit dem Begriff Nährstoffversorgung meine ich die Zufuhr derjenigen Nährstoffe die der Körper für die Aufrechterhaltung seiner lebensnotwendigen Funktionen benötigt, die Stoffe, die den Körper NÄHREN. Das sind die Makro- und die Mikronährstoffe. Also die Kohlenhydrate, Eiweiße, Fette Vitamine Mineralstoffe, Spurenelemente, sekundäre Pflanzenstoffe, Ballaststoffe, Wasser. Alles Substanzen, die im LEBENS-Mittel enthalten sein sollten und die in natürlichen Lebensmitteln natürlicherweise vorhanden sind.

Hochverarbeitete Nahrungsmittel (UPF) hingegen beinhalten wegen ihrer intensiven Verarbeitung nur noch sehr geringe Mengen an natürlichen Nährstoffen. Im Vergleich zur geringen Nährstoffdichte weisen sie eine sehr hohe Energiedichte auf. Dazu enthalten sie häufig viel Fett, insbesondere gesättigte Fettsäuren als auch Transfettsäuren. Außerdem enthalten sie zu viel Salz und zugesetzten Zucker in unterschiedlichen Formen. Dafür sind sie arm an Ballaststoffen, Vitaminen, Mineralstoffen und Spurenelementen sowie an anderen bioaktiven Verbindungen.

So ist es nicht weiter verwunderlich, dass UPFs, auf die Dauer gesehen, zu gesundheitlichen Nachteilen führen. Wie oben beschrieben, haben sie im Vergleich zu natürlichen Lebensmitteln eine schlechtere Nährstoffdichte. Zusätzlich sind auch die zugefügten Zusatzstoffe für die Gesundheit nicht unbedingt förderlich. In Europa sind 320 verschiedene Zusatzstoffe für Lebensmittel zugelassen. Es gibt Hinweise darauf, dass bestimmte Zusatzstoffe die Darmbarriere schädigen können und so die Entstehung von Krankheiten wie Diabetes begünstigen. Überdies haben sie einen negativen Einfluss auf die Darmbakterienvielfalt und deren Funktion. Das Gleichgewicht des Darmmikrobioms verschiebt sich immer weiter in Richtung „schlechter" Darmbakterien auf Kosten der „guten".

Die hochverarbeiteten Nahrungsmittel verringern auch das Sättigungsgefühl. Das Sättigungsgefühl, sofern es nach deren Genuss auftritt, hält dann aber auch nicht lange an, der Hunger stellt sich schneller wieder ein.

Bei Verzehr von hochverarbeiteten Lebensmitteln wird viel mehr gegessen, als für die Nahrungsaufnahme nötig wäre. So nahmen Probandinnen und Probanden in einer US-Studie täglich etwa 508 Kalorien mehr auf, als sie sich für zwei Wochen nur von hochverarbeiteten Lebensmitteln ernährten. Sie nahmen vor allen Dingen mehr Kohlenhydrate und Fette auf, aber weniger Proteine. Die Kontrollgruppe ernährte sich mit natürlichen Produkten. Während der zwei Wochen nahmen die Probanden mit hochverarbeiteten Lebensmitteln, etwa 0,9 kg an Gewicht zu, wohingegen die Kontrollgruppe mit den unverarbeiteten Lebensmitteln etwa 0,9 kg Gewicht reduziert hat. (Hall, Ayuketah, Brychta, Cai, & Cassimatis, 2019). Auch weitere Studien belegten den Zusammenhang zwischen dem Verzehr von hochverarbeiteten Lebensmitteln und dem Risiko für Übergewicht. Daten zufolge war die Wahrscheinlichkeit Übergewicht zu entwickeln um 31 - 48 % erhöht, für die Entwicklung einer Fettleibigkeit (Adipositas) lag sie sogar bei 41 - 90 %. Selbst für die Entwicklung eines Typ-2-Diabetes wurde ein

Zusammenhang mit dem Konsum der industriell hergestellten Lebensmittel gesehen. Das legen Kohortenstudien aus Frankreich mit mehr als 100 000 Erwachsenen nahe, die über einen Zeitraum von fünf bis sechs Jahren durchgeführt worden sind (Bischoff, 2022).

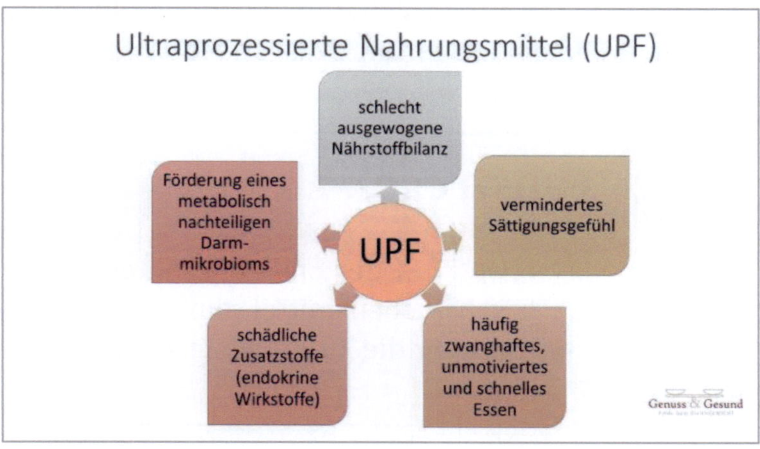

Abbildung 37: Wirkung ultraprozessierter Nahrungsmittel [Quelle: eigene Darstellung nach (Füchtenbusch, 2021)]

Gemäß einer gängigen Klassifikation zählt ein Nahrungsmittel dann zu einem hochverarbeiteten Erzeugnis wenn es:

- aus mehreren Prozessschritten industriell hergestellt wurde
- aus fünf oder mehr Hauptzutaten besteht (z.B. Weizenmehl, Zucker, Fett)

- eine Vielzahl an Zusätzen enthält (z.B. Aromen, Farb- oder Süßstoffe, Emulgatoren etc.)

In diese Kategorie fallen ebenso Softdrinks, Fertigsaucen und Süßwaren.

Wie kannst Du etwas dagegen tun? Schau Dir zuerst mal Deinen Einkaufswagen an. Was landet darin?

Faustregel:

- ⇨ etwa 70 % der Einkäufe sollten frische Lebensmittel sein
- ⇨ je kürzer die Zutatenliste, desto besser.

Als frische Lebensmittel gelten: Obst und Gemüse (auch tiefgekühlt), Milch, Quark (natur) sowie Naturjoghurt, Nüsse, Haferflocken, Kartoffeln.

Zu den verarbeiteten Lebensmitteln zählen neben Fertiggerichten auch: Nudeln, Brot, Marmelade, eingelegtes Gemüse, Käse.

> *Der Mensch ist, was er isst.*
>
> *(Paracelsus)*

8.2 Zucker in Lebensmitteln

Auf Zucker will ich in diesem Zusammenhang gesondert eingehen. Zucker ist ein vergleichsweise billiger Rohstoff, gibt dem fertigen Produkt Masse und Gewicht und verbessert oft den Geschmack. Er erzeugt ein schnelles Sättigungsgefühl und vertreibt rasch den Anflug von Heißhunger. Mit Süßem verbindet unser Gehirn häufig das Gefühl der Belohnung, wir wollen davon mehr.

Zucker ist aber nicht nur in den offensichtlichen Süßigkeiten, Kuchen und Süßspeisen zu finden, sondern versteckt sich in vielen Formen auch dort, wo man ihn oft nicht vermutet, wie z. B. in Herzhaftem. Insbesondere den verarbeiteten Lebensmitteln ist oft Zucker zugesetzt. Oder hättest Du gedacht, dass sich in pikanten vegetarischen Brotaufstrichen bis zu 63 g Zucker auf 100 g Produkt verstecken kann? Ein Blick auf die Nährwerttabelle und auf die Zutatenliste lohnt sich!

Apropos Zutatenliste. Auch wenn „zuckerfrei" oder „zuckerarm" auf der Verpackung steht, heißt es nicht automatisch, dass das Lebensmittel keinen Zucker enthält. Häufig versteckt sich der Zucker unter Namen wie „Glucose-Fructose-Sirup", „Gerstenmalzextrakt", „Süßmolkepulver", „Maltodextrin", „Malzextrakt", „Oligofructose", „Polydextrose", „Weizendextrin".... Um nur einige Begriffe zu nennen.

Oft prangen auf den Verpackungen Werbeaussagen wie „weniger Zucker“ oder „Süße aus Früchten“ oder „weniger süß“. Auch wenn diese Werbesätze vermuten lassen, dass in dem Produkt weniger oder sogar kein Zucker enthalten ist, ist dem in Wirklichkeit nicht so. Lass‘ uns diese Aussagen mal näher betrachten:

- ⇨ „Weniger Zucker“ heißt nur so viel, dass das Produkt mit *weniger Zucker als zuvor* hergestellt worden ist, es kann aber immer noch eine nicht unerhebliche Menge Zucker enthalten.
- ⇨ Die Aussage „Süße nur aus Früchten“ oder „natursüß“ heißt nicht automatisch, dass die Produkte gesünder oder zuckerärmer sind. Denn auch Süße aus den Früchten (z. B. Apfeldicksaft, Traubenzucker, Fructose) lassen den Blutzucker in die Höhe schnellen, weshalb sie in diesem Zusammenhang nicht besser oder schlechter als der herkömmliche Zucker ist. Bei Fructose ist außerdem zu beachten, dass große Mengen Fructose auch zur Leberverfettung führen können (siehe dazu Kapitel 6.4. Fructose, Fettleber und Darmmikrobiom).
- ⇨ Wenn auf der Verpackung mit „weniger süß“ geworben wird, muss das nicht zwingend bedeuten, dass tatsächlich weniger Zucker enthalten ist. Das Lebensmittel kann schlichtweg

auch nur weniger süß schmecken, weil mehr Säuren zugesetzt worden sind.

Einige der Werbeaussagen, mit der Hersteller für ihre Lebensmittel werben, sind gesetzlich geregelt. Sie dürfen nur verwendet werden, wenn die Zusammensetzung der Produkte bestimmte Voraussetzungen erfüllt.

So darf mit **„zuckerarm"** nur geworben, wenn im Produkt maximal 5 g Zucker/100 g (im flüssigen Produkt 2,5 g Zucker/100 ml) enthalten sind.

Bei der Aussage **„zuckerfrei"** darf ein Produkt einen Restzuckergehalt von 0,5 g/100 g bzw. je 100 ml enthalten. So können in einem Liter „zuckerfreier" Limonade immer noch bis zu 5 g Zucker enthalten sein.

Wenn **„zuckerreduziert"** auf der Verpackung steht, dann muss der Zuckergehalt mindestens 30 % niedriger sein als bei vergleichbaren Lebensmitteln. Diese Angabe ist außerdem nur dann zulässig, wenn das zuckerreduzierte Produkt einen gleich hohen oder niedrigeren Kaloriengehalt als das Vergleichsprodukt hat.

„Ohne Zuckerzusatz" heißt, dass dem Produkt weder Zucker noch andere süßende Zutaten zugesetzt werden dürfen. Das heißt aber nicht automatisch, dass überhaupt kein Zucker enthalten ist, denn die Lebensmittel können natürlich enthaltenen Zucker mitbringen. Den Hinweis „enthält von Natur aus Zucker“ setzen nur manche Hersteller auf die Verpackung, aber nicht alle.

Außerdem ist die Verpackungsgröße eine Variante, auf die Du achten solltest. Nehmen wir als Beispiel den Fruchtjoghurt. Auf der Nährwerttabelle ist der Zuckergehalt für 100 g des Produkts angegeben. Der Becher hat aber einen Inhalt von 150 g Joghurt. Das heißt als Rechenbeispiel: Wird in der Nährwerttabelle ein Zuckergehalt von 13 g/100 g angegeben, hast Du, wenn Du den ganzen Becher mit 150 g Joghurt gegessen hast, 19,5 g Zucker zu Dir genommen.

Auch in vermeintlich „gesunden“ Lebensmitteln wie z. B. Müsli oder Müsli-/Fruchtriegeln kann sich eine nicht unerhebliche Menge an Zucker verstecken. Im Müsli zum Beispiel kann der Zuckergehalt von 1–34 g/100 g Müsli variieren. Beim Müsliriegel oder Fruchtriegel kann der Zuckergehalt sogar bis 61 g/100 g Riegel betragen. Also auch bei sogenannten „gesunden“ Lebensmitteln lohnt sich der Blick auf die Nährwerttabelle.

8.3 Zutatenverzeichnis und Nährwertangaben

Verpackte Lebensmittel müssen ein Zutatenverzeichnis sowie eine Nährwerttabelle enthalten.

Zutatenverzeichnis:

Das Zutatenverzeichnis besteht aus einer Aufzählung sämtlicher Zutaten des Lebensmittels in absteigender Reihenfolge hinsichtlich der verwendeten Mengen. Was also an den ersten Stellen steht, davon ist auch am meisten enthalten. Allergene müssen in der Zutatenliste gesondert hervorgehoben werden, meist sind sie fett gedruckt.

Nährwerttabelle:

Die Nährwerttabelle gibt die Nährwerte des Lebensmittels an. Maßgeblich sind die Nährwertangaben des Lebensmittels *zum Zeitpunkt des Verkaufs* (gemäß Lebensmittelinformationsverordnung (LMIV) der EU vom Nov. 2011, Artikel 31, Abs.3). Dies ist insbesondere interessant im Hinterkopf zu behalten, wenn Angaben zu Vitaminen gemacht werden. Viele Vitamine sind licht- und sauerstoffempfindlich und können bei Lagerung und Zubereitung weiter dezimiert werden. Soll heißen: Wird auf der Verpackung eine Angabe zu einer bestimmten Menge an Vitaminen gemacht, bezieht sich diese Zahl auf den *Zeitpunkt des Verkaufes*.

Liegt der Verkauf schon eine Weile zurück, dann kann das Produkt unter Umständen tatsächlich weniger Vitamine enthalten, als angegeben.

Es gibt Pflichtangaben und freiwillige Angaben. Manche Hersteller geben noch die Portionsgröße und die Referenzmenge an. Die Referenzmenge wird definitionsgemäß bezogen auf einen durchschnittlichen Erwachsenen mit einem Energiebedarf von 8400 kJ/2000 kcal.

Nährwerttabelle

Nährwerte	je 100 g/100 ml	Portionsgröße (pro Portion (g)/ pro Scheibe/pro Stück)	Referenzmenge (Referenzmenge für einen durchschnittlichen Erwachsenen (8400 kJ/2000 kcal)
Energie	kJ/kcal	kJ/kcal	% (8400 kJ/2000 kcal)
Fett davon – gesättigte Fettsäuren – einfach ungesättigte Fettsäuren – mehrfach ungesättigte Fettsäuren	g	g	% (70 g) % (20 g)
Kohlenhydrate davon – Zucker	g	g	% (260 g) % (90 g)
Eiweiß	g	g	% (50 g)
Stärke	g	g	
Ballaststoffe	g	g	
Salz	g	g	% (6 g)
Vitamine und Mineralstoffe	mg oder µg % NRV	mg oder µg	% NRV

rot = verpflichtende Angaben
blau = freiwillige Angaben
NRV = nutrient reference values

nach: Lebensmittelinformationsverordnung der EU vom November 2011 Artikel 30 - 33

Genuss & Gesund

Tabelle 2: Nährwertangaben (Quelle: Lebensmittelinformationsverordnung der EU vom November 2011 – Artikel 30–33)

Die Angabe der Portionsgröße ist eine freiwillige Angabe. Wenn sie angegeben wird, ist es mal interessant zu sehen, welche Menge der Hersteller als „eine Portion" definiert. So wird beispielsweise bei Tiefkühlpizza vom Hersteller zum Teil eine halbe Pizza als eine Portion angegeben – gegessen wird aber in der Regel die ganze Pizza.

Das nur mal so am Rande.

Die Angabe der Vitamine ist ebenfalls freiwillig und nicht verpflichtend. Sie darf nur erfolgen, wenn Vitamine in signifikanten Mengen enthalten sind. Signifikante Mengen heißt: Es sollten dafür mindestens 15 % der empfohlenen Tagesdosis des jeweiligen Vitamins pro 100 g/100 ml enthalten sein. Wenn Vitamine angegeben werden, dann sollte auch dabeistehen, wie viel Prozent des NRVs (nutrient reference values), also des empfohlenen Tagesbedarfs, das Lebensmittel enthält. Diese NRVs sind ebenfalls in der LMIV (Lebensmittelinformations-verordnung) festgelegt.

Die NRV-Angaben der Vitamine decken sich aber nicht unbedingt mit den Zufuhrempfehlungen der DGE (Deutsche Gesellschaft für Ernährung). So liegt zum Beispiel für Vitamin C die NRV-Angabe bei 80 mg täglich, die Empfehlung der DGE für die Tagesdosis Vitamin C liegt hingegen zwischen 95 mg (Frauen) und 110 mg (Männer) – bei Rauchern noch höher, zwischen 135 mg (Frauen) und 155 mg (Männer) Vitamin C (Lebensmittelinformationsverordung der EU vom November 2011, 2011, S. 44) Anhang XIII); (DGE - Referenzwerte für Vitamin C, 2015).

Die auf den Verpackungen angegebenen empfohlenen Referenzwerte für Vitamine (NRV) können also niedriger sein, als die empfohlenen Werte der DGE.

Bei den Empfehlungen der DGE ist folgendes zu beachten Originalzitat DGE: *„Die empfohlenen Referenzwerte gelten für Gesunde. Sie beziehen sich nicht auf die Versorgung von Kranken und Rekonvaleszenten…Sie gelten auch nicht für durch Genussmittel (z.B. durch chronisch erhöhten Alkoholkonsum) oder eine regelmäßige Medikamenteneinnahme belastete Personen."* (DGE, DGE-Ausgewählte Fragen und Antworten zu Referenzwerten allgemein, 2015).

Die DGE-Empfehlungen sollen eine Orientierungshilfe geben und bilden eine Basis für lebensmittelbezogene Empfehlungen für die Zufuhr von Nährstoffen *für Gesunde*. Menschen, mit chronischen Erkrankungen und regelmäßigen Medikamenteneinnahmen, haben einen höheren Bedarf an Nährstoffen. Sie bedürfen einer individuellen ernährungsmedizinischen Beratung und Betreuung.

8.4 Lebensmittel – viel mehr als nur Nährstoffe

Ein natürliches Lebensmittel ist mehr, als nur ein Konglomerat von verschiedenen Nährstoffen. Die Zahl der gesundheitsfördernden bioaktiven Verbindungen in der Nahrung übersteigt bei weitem die Anzahl der einzelnen Nährstoffe. Nehmen wir als Beispiel Knoblauch: Dieser enthält nicht nur 67 bekannte Nährstoffe wie Kohlenhydrate, Protein, Fettsäuren, Mangan, Selen, Vitamin B6, etc. Er beinhaltet außerdem noch 2306 natürlich vorkommende chemische Verbindungen, von denen 485 nachweislich therapeutische Wirkungen haben können, wie z. B. Allicin, Luteolin, Ajoen, Diallyldisulfide, Saponine, Flavonoide, Thiosulfate, Fructane – um nur einige zu nennen.

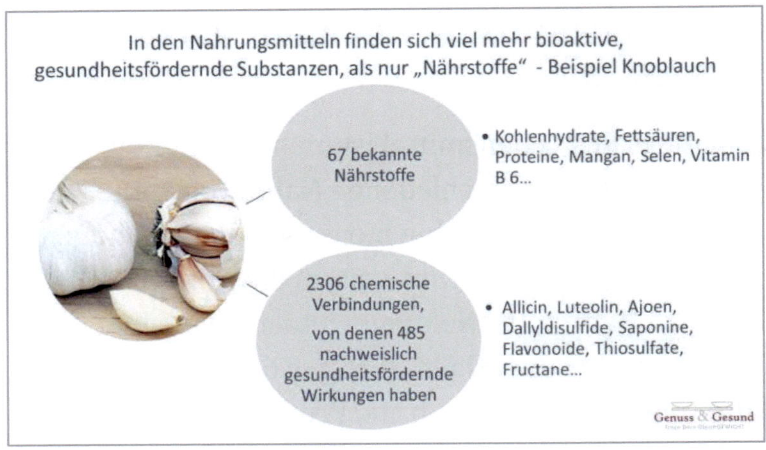

Abbildung 38: Bioaktive Stoffe in der Nahrung [Quelle nach (Barabási, Menchietti, & Loscalzo, 2020)]

8.5 Die Kombination macht‘s

Inwieweit ein Lebensmittel als gesund eingestuft werden kann, beziehungsweise wie vermeintlich negative Eigenschaften abgemildert werden können, wird von weiteren Faktoren beeinflusst. Es sind nicht nur allein die Vitamine und die einzelnen Nährstoffe in den jeweiligen Lebensmitteln, die gesundheitsrelevant sind. Es geht also nicht nur um die Nährstoffe im Einzelnen, sondern auch um deren Kombination untereinander, um Vielfalt und Abwechslung.

Nehmen wir beispielsweise rotes Fleisch: Gemäß der USDA (Landwirtschaftsministerium der Vereinigten Staaten/U.S. Department of Agriculture) enthält es

78 verschiedene Nährstoffe Darunter das L-Carnitin, Cholin und cholinartige Verbindungen.

Aber warum hat rotes Fleisch einen negativen Ruf, wenn es um die Gesundheit geht?

Dies liegt daran, wie es im menschlichen Körper „aufgearbeitet", also verdaut wird. Cholin und L-Carnitin werden von Darmbakterien in TMA (Trimethylamin) umgewandelt, welches wiederum in der Leber zu TMAO (Trimethylamin-N-Oxid) umgebaut wird. Diese Substanz wird mit koronaren Herzerkrankungen wie z. B. Angina pectoris und Herzinfarkt in Verbindung gebracht.

Wird es allein, für sich gegessen, können die negativen Auswirkungen in den Vordergrund treten.

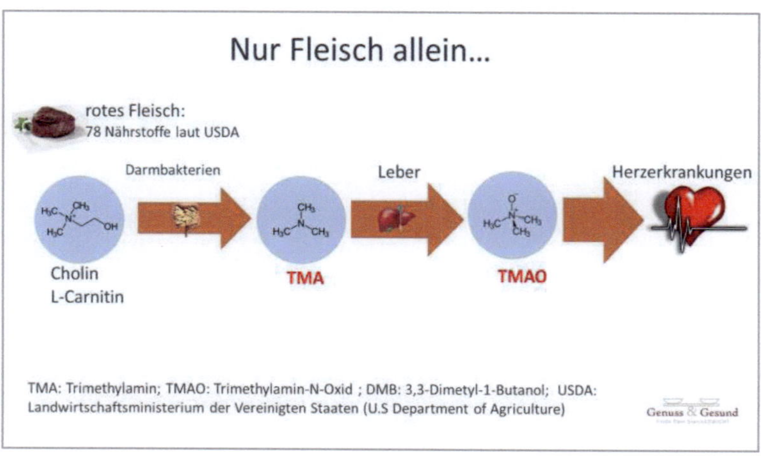

Abbildung 39: Wirkung beim Verzehr von rotem Fleisch [Quelle nach: (Barabási, Menchietti, & Loscalzo, 2020)]

Wird das Steak hingegen, z. B. beim Grillabend, nicht nur für sich allein gegessen, sondern kommt es als gesunde Essenskomposition auf den Tisch zusammen z. B. mit einem Knoblauchdip, Salat mit Olivenöl und einem Glas Rotwein, dann wird die schädliche Umwandlung gebremst. Das Allicin aus dem Knoblauch und das DMB (3,3-Dimethyl-1-Butanolol) aus dem Rotwein und dem Öl hemmen die Aktivität verschiedener Darmbakterien. Das führt dazu, dass weniger TMA und dadurch auch weniger TMAO produziert werden.

Über die Kombination verschiedener Nahrungsmittel und damit der Nährstoffe ergibt sich ein protektiver Effekt. Der zunächst potenziell schädliche Stoffwechselweg (Produktion von TMAO) kann somit modifiziert und damit abgemildert werden.

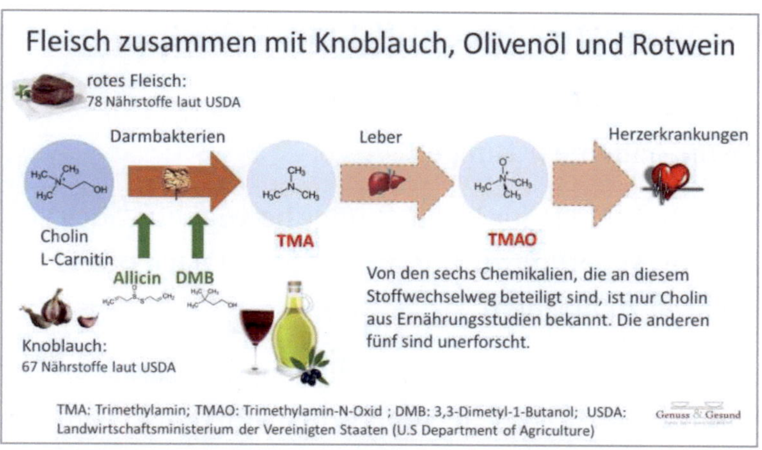

Abbildung 40: Wirkung beim Verzehr von rotem Fleisch zusammen mit anderen Nahrungsmitteln [Quelle: nach (Barabási, Menchietti, & Loscalzo, 2020)]

Dies ist ein Beispiel, wie nicht nur ein bestimmter Nährstoff und das Lebensmittel für sich allein genommen Einfluss auf die Krankheit/Gesundheit haben kann. Es zeigt auch, wie sich dieser Einfluss im Zusammenspiel mit anderen Lebensmitteln ändern kann. Es geht hier also nicht um isolierte Nährstoffe alleine, sondern sowohl um die Menge, als auch die Komposition der Nahrungsmittel. Einen wichtigen Einfluss hat auch das Darmmikrobiom.

Wie Du siehst, geht es also nicht nur allein darum, bestimmte Nährstoffe wie Vitamine und Mineralstoffe zu sich zu nehmen. Es geht hierbei um die Ausgewogenheit und die Vielfalt der Ernährung und ebenso um die Darmgesundheit.

8.6 Dem Hungergefühl ein Schnippchen schlagen

Warum haben wir Hunger?

Ist es tatsächlich der Hunger, oder bewegt uns doch eher der Appetit dazu, uns auf die Suche nach etwas Essbaren zu machen?

Lass‘ uns zunächst einmal anschauen, was der Unterschied ist zwischen den verschiedenen Reizen zur Nahrungsaufnahme.

Da gibt es den Hunger und den Appetit. Dann gibt es noch im Gegenzug dazu die Sättigung und die Sattheit.

Der Hunger ist nicht genussgesteuert, sondern fordert lauthals Energie und das unabhängig von der Art und der Zubereitung des Lebensmittels. Essen! Egal was! Hauptsache Energie!

Appetit hingegen ist spezifisch und auf ein bestimmtes Nahrungsmittel oder Gericht fixiert. Es meldet sich, wenn unsere Sinne etwas Essbares wahrnehmen, welches wir als „lecker“ empfinden – wenn zum Beispiel der Duft nach frisch gebackenem Brot aus der nächsten Bäckerei unsere Nase kitzelt oder wir die bunte, schön dekorierte Vielfalt an vielen verschiedenen Torten beim Konditor sehen.

Meldet sich also der kleine „Hunger“ zwischendurch, frage Dich: Habe ich Lust auf etwas Bestimmtes? Habe ich Gelüste auf die Bratwurst von der Imbissbude, von der es gerade so verführerisch duftet? Oder würde mir dann doch nur ein schlichtes Käsebrot reichen? Wenn Du nur diese eine bestimmte Bratwurst möchtest, dann ist es wohl eher der Appetit, der Dich zum Essen verführen möchte.

Dann gibt es noch die Sättigung und die Sattheit.

Die Sättigung ist vom aufgenommenen Volumen abhängig und tritt relativ schnell ein. Sie Sattheit hingegen braucht länger. Es stellt sich erst nach einiger Zeit nach dem Essen ein, wenn die Nährstoffe im Darm aufgenommen worden sind. Die Sattheit bremst den erneuten Appetit auf eine neue Mahlzeit (Biesalski, Unsere Ernährungsbiografie, 2017).

Ob wir Hunger haben oder nicht, wird aber nicht nur vom Essen an sich, sondern auch von denjenigen Nährstoffen beeinflusst, welche wir gegessen haben.

Das Hungergefühl wird unter anderem durch das Hormon Ghrelin gesteuert. Daher wird Ghrelin auch das „Hungerhormon“ genannt. Wenn wir längere Zeit nichts gegessen haben, steigt die Ghrelinkonzentration an und signalisiert „Hunger“, woraufhin wir uns dann auf die Suche nach etwas Essbarem machen. Nach dem Essen und der Aufnahme der Nährstoffe im Dünndarm sinkt die Ghrelinkonzentration wieder ab. In welchem Maße die Konzentration dieses „Hungerhormons“ absinkt, wird auch von den Nährstoffen beeinflusst, die wir essen. Also nicht nur „wie viel“, sondern auch „was“ gegessen wird.

Die jeweiligen Nährstoffe haben einen unterschiedlichen Einfluss auf die Ghrelinwerte. Sie beeinflussen damit unser Hunger- und Sättigungsgefühl unterschiedlich stark und verschieden lang.

Kohlenhydrate (z. B. aus Nudeln, Kuchen, Weißbrot oder Süßigkeiten) lassen die Ghrelinkonzentration sehr rasch abfallen, weshalb das Hungergefühl schnell nachlässt. Dieser Effekt hält aber nicht sehr lange an. Die Ghrelinkonzentration steigt nach kurzer Zeit wieder an und signalisiert schon bald wieder „Hunger“. Kohlenhydrate sind daher effektive, weil schnell wirksame Hungerunterdrücker, sie sind aber nicht sehr effizient, da sie nicht lange sättigen.

Die Fette aus der Nahrung haben einen deutlich geringeren Einfluss auf die Ghrelinwerte und das Hungergefühl, obwohl sie mehr als doppelt so viel Energie pro Gramm liefern. Als Unterdrücker für den Hunger ist eine fettreiche Mahlzeit also weniger gut geeignet.

Eiweiße hingegen haben den nachhaltigsten Effekt auf unser Hungergefühl. Sie senken die Ghrelinkonzentration zwar langsamer als Kohlenhydrate, dafür umso effektiver, denn die Sättigung hält länger an (Foster-Schubert, Overduin, Prudom, Liu, & Callahan, 2008).

Wenn der kleine Hunger anklopft, ist der Griff in den Süßigkeitenvorrat zwar eine schnell wirksame und bequeme Lösung. Die zuckerreichen Gummibärchen oder der Schokoriegel - bestehend aus Fett und Zucker - halten jedoch nicht lange vor. Und so schaukelt man sich dann von einem Hungergefühl zum anderen, ohne aber relevante Nährstoffe zu sich zu nehmen.

Um das Hungergefühl optimal im Zaum zu halten, ist daher eine eiweißreiche Mahlzeit am besten geeignet. Also statt dem schnellen Griff zum zucker- und fetthaltigen Schokoriegel besser eine eiweißreiche Mahlzeit, z. B. einen Joghurt oder Quark, wenn es schnell gehen soll. Noch besser geeignet, da länger vorhaltend, ist eine eiweißreiche Hauptmahlzeit mit zum Beispiel gebratenem Fischfilet mit Salat, Kartoffeln mit Kräuterquark oder ein Hühnereintopf. Besser also mit den Hauptmahlzeiten satt sein, als dem immer schneller wiederkehrenden Heißhunger zwischendurch nachzugeben.

Aber nicht nur über die Zusammensetzung der Mahlzeit lassen sich das Hunger- und Sättigungsgefühl beeinflussen, sondern auch darüber, wie schnell gegessen wird. Wenn Du langsam isst, Dein Essen genießt, dann hat der Körper ausreichend Zeit, die Nährstoffe bis zum Dünndarm zu transportieren, die Nährstoffe aufzunehmen und das Ghrelin im Blut zu senken. Die natürliche Sättigung, oder besser gesagt die Sattheit, hat Zeit, sich einzustellen. Wird das Essen hingegen nur nebenher, binnen weniger Minuten schnell hineingeschaufelt, dann wirst Du wahrscheinlich gleich einen Nachschlag nehmen. Das körpereigene Signal für „ich bin satt" hatte noch gar nicht die Chance, aktiviert zu werden.

Das heißt also: Neben dem, was Du isst, hat auch noch die Geschwindigkeit des Essens Einfluss auf Dein Hunger- und Sättigungsgefühl. Also besser langsam und achtsam genießen, anstatt schnell zu schlingen.

Natürlich hat auch die Menge, die gegessen wird, einen Einfluss auf das Sättigungsgefühl. Durch eine Dehnung der Magenwand wird „Essensaufnahme" registriert, das Gehirn bekommt ein Sättigungssignal. Wie weiter oben schon erwähnt, rutschen jedoch Getränke wie Fruchtsäfte und Smoothies aufgrund ihrer flüssigen Konsistenz, direkt durch den Magen durch und erzeugen über die Magendehnung kein sonderlich gutes Sättigungsgefühl. Zudem wird es vielmehr als „Trinken" verbucht, obwohl es kalorienmäßig eher in Richtung einer Mahlzeit anzusiedeln wäre. Auch Knabbereien wie Süßigkeiten oder Chips sind mengenmäßig nicht so viel, dass über eine Magendehnung ein Sättigungsgefühl eintreten würde. Hast Du hingegen nach solchen Knabbereien dennoch das Gefühl einer Sättigung, dann würde ich mir über die Menge, die Du gegessen hast, Gedanken machen.

Über den Nährstoffgehalt von solchen schnellen Kalorien haben wir schon gesprochen. Bei Knabbereien hat man in der Regel wohl Kalorien und damit Energie zu sich genommen. Diese besteht aber mehr aus Fett und Zucker und umso weniger aus Nährstoffen. Wenn Du aber stattdessen einen Teller Gemüse essen würdest, dann hast Du neben der größeren Volumenmenge auch eine bessere Nährstoffbilanz und das bei nebenbei deutlich weniger Kalorien. Nimmst Du zu diesem Teller Gemüse einen Eiweißlieferanten wie z.B. einen Quarkdip oder Fisch dazu, dann hält die Sättigung auch lange an.

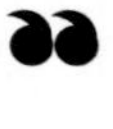

Zwischen Essen und Ernähren können Welten liegen.

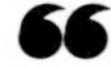

(Sprichwort)

8.7 Essen rund um die Uhr – Essen im Takt?

Essenszeiten. Was hat es damit auf sich? Was ist besser: Sich nur an die Hauptmahlzeiten halten, oder doch lieber Zwischenmahlzeiten einplanen? Was hat es mit den Essenspausen auf sich – also den Pausen zwischen der Nahrungsaufnahme und dem dadurch entstehenden „Fasten-Intervall“? Ist es von Belang, zu welcher Uhrzeit gegessen wird? Welchen Einfluss hat die Essenszeit auf den Diabetes mellitus?

Wie unser Körper die Nahrungsbestandteile verarbeitet, richtet sich nach unserer inneren Uhr. Schließlich hat der Körper in Wachphasen, wenn wir aktiv sind, andere Nährstoffbedürfnisse, als in Ruhephasen, also in der Regeneration, im Schlaf.

In der Wachphase nehmen wir Nahrung auf, die dann in Form von Energie gespeichert wird. In der Schlafphase, wenn keine Nahrungsaufnahme stattfindet, wird diese Energie wieder zur Verfügung gestellt. Dafür müssen die Vorgänge im Körper genau aufeinander abgestimmt werden. Alles muss zum richtigen Zeitpunkt einsetzen und auch wieder aufhören, im richtigen Takt. Der Aufbau und der Abbau von Stoffen, Zellen, Hormonen und Nervenüberträgerstoffen ist genau aufeinander abgestimmt. Wie in einem großen Orchester, weiß jeder einzelne Beteiligte, wann sein Einsatz ist, wie lange er dran ist und wann er wieder aufhören soll. Im Orchester gibt der Dirigent den Takt an. Im Körper gibt es auch solch einen Taktgeber, eine innere Uhr, eine „Master-Clock", die den circadianen Rhythmus steuert.

Dieser innere Taktgeber sitzt im Gehirn, genauer gesagt im Hypothalamus oberhalb der Kreuzung der Sehnerven und heißt Nucleus suprachiasmaticus. Dieser wird getriggert über die Wahrnehmung von Hell und Dunkel über spezialisierte Zellen in der Netzhaut der Augen.

Dieser zentrale Haupttaktgeber steuert die peripheren Uhren im Körper, die Stoffwechseluhren in den Organen und diese bestimmen vereinfacht gesagt, wann z. B. Aufbau und wann Abbau stattfinden sollen, wann Energie aufgenommen und wann verbraucht wird. Diese peripheren Uhren z. B. in der Leber lassen sich aber auch aus dem Takt bringen, beispielsweise, wenn zu unüblichen Zeiten gegessen wird. Auch das Daueressen, das Snacking zwischendurch, kann diesen Takt durcheinanderbringen.

So ist die Ausschüttung von Hormonen zu den verschiedenen Tages- und Nachtzeiten unterschiedlich stark ausgeprägt. Während das Schlafhormon Melatonin durch die Dunkelheit getriggert, vermehrt in der Nacht ausgeschüttet wird, haben wir am Morgen die höchste Konzentration vom Cortisol, dem „Wachhormon“, welches den Körper auf das Aufwachen und Aufstehen vorbereitet. Die natürliche Insulinausschüttung hat auch ihren natürlichen tageszeitlichen Rhythmus. Ein gesunder Körper schüttet, entsprechend seinem Rhythmus, dreimal am Tag vermehrt Insulin aus. Der erste und auch größte Insulinpeak ist gleich am Morgen zwischen 7.00 und 8.00 Uhr. Ein zweiter Insulingipfel findet sich mittags zwischen 12.00 und 13.00 Uhr und am Abend wieder zwischen 18.00 und 19.00 Uhr – also zu den normalerweise üblichen Essenzeiten für Frühstück, Mittag- und Abendessen. Der Körper bereitet sich damit auf die Mahlzeiteinnahme vor. Wird zwischen den Hauptmahlzeiten gesnackt, steigt der Blutzuckerspiegel an und der Körper schüttet zusätzlich zu seinem natürlichen Rhythmus erneut Insulin aus. Insulin drosselt die Fettverbrennung und fördert den Fett-aufbau. Die überschüssigen Kohlenhydrate werden in den Fettdepots an Bauch und Hüften für eventuelle Notzeiten eingelagert.

Wenn das Tageslicht verschwindet, steigt die Konzentration des Schlafhormons Melatonin an und der Körper bereitet sich auf die nächtliche Ruhephase vor. Das Melatonin steigt etwa drei Stunden bevor wir üblicherweise schlafen gehen an. Am Morgen, nach dem Aufwachen, dauert es etwa eine Stunde, bis die

Melatoninkonzentration wieder in den unteren Bereich gesunken ist.

Ist der Melatoninlevel hoch, werden die Verdauungsenzyme heruntergefahren. Der Körper ist abends dann nicht mehr auf Verdauung eingestellt. Außerdem stört Melatonin die Wirkung des Insulins (Bannert, 2021).

In der Nacht, wenn wir schlafen, der Körper ruht und regeneriert, wird zur Aufrechterhaltung der Körperfunktionen ebenfalls Energie benötigt, wenn auch in geringerem Maße als in den aktiven Phasen tagsüber. Das Herz schlägt, die Atmung läuft, die Körpertemperatur wird reguliert, die Durchblutung wird gesichert. Selbst in der Nacht wird die Muskulatur benötigt z. B. die Atemmuskeln. Und selbst im Schlaf bewegen wir uns; wir drehen uns hin und her, im Laufe der Nacht sogar mehrfach. All diese Vorgänge benötigen Energie, auch wenn wir keine Nährstoffe zu uns nehmen, also nicht essen. Es werden dafür die Energievorräte vom Tag angezapft. Zur Energiegewinnung in der Nacht geht der Körper an die Fettreserven und löst Fett auf. Man nimmt an, dass das über das Enzym HSL (hormonsensitive Lipase) geschieht. Diese hat ihre höchste Aktivität in der Nacht, gegen 24 Uhr. Also in der Zeit, in der man normalerweise schläft und dem Körper über eine vermehrte Fettlöse (Lipolyse) Energie bereitgestellt werden muss.

Untersuchungen zeigten, dass ein spätes Abendessen die Aktivität dieses fettlösenden Enzyms HSL verringert (Kern, 2021). Eine mögliche Erklärung dafür wäre, dass dem Körper über das späte Abendessen ja noch genug Energie zur Verfügung steht und damit die körpereigenen Fettreserven nicht „angeknabbert" werden müssen. Je länger aber die Fastenperiode nach dem Abendessen dauerte, desto aktiver war die HSL. Das heißt also: Ein frühes Abendessen und eine längere Fastenperiode vor dem Schlafengehen begünstigt die Fettmobilisation in der Nacht.

Weitere Untersuchungen gingen der Frage nach, wie sich ein geregeltes, zeitbegrenztes Essverhalten im Vergleich zu einem Essen nach Lust und Laune auf den Stoffwechsel auswirkt – insbesondere auf den Blutzuckerwert die Blutzuckereinstellung den HbA1C-Wert, die Insulinsensitivität und das Körpergewicht.

So wurden insulinbehandelte Patienten mit Typ-2-Diabetes in zwei Gruppen aufgeteilt. Die eine Gruppe nahm drei Mahlzeiten, die andere sechs Mahlzeiten am Tag zu sich. Als Ergebnis kam heraus, dass diejenige Gruppe mit drei Mahlzeiten eine bessere Gewichts- und HbA1C-Reduktion aufweisen konnte, als die Gruppe mit den sechs Mahlzeiten. Auch die Insulinsensitivität war bei der Drei-Mahlzeiten-Gruppe besser. Sie hatten außerdem auch weniger Heißhunger auf Süßes, Kohlenhydrate, Fastfood oder fettreiches Essen und insgesamt war das subjektiv empfundene Hungergefühl bei drei Mahlzeiten signifikant geringer, als bei der Sechs-Mahlzeiten-Gruppe.

Eine weitere Untersuchung verglich bei Typ-2-Diabetikern, die mit Tabletten behandelt wurden, das Essverhalten: Großes Frühstück – kleines Abendessen im Vergleich zu kleinem Frühstück – großes Abendessen.

Es wurde festgestellt, dass die Gruppe mit dem großen Frühstück und dem kleinen Abendessen eine bessere Gewichtsreduktion verzeichnen konnte, als die andere Gruppe. Auch beim Mittagessen, was bei beiden Gruppen ähnlich war, zeigte sich, dass nach einem großen Frühstück die Insulinfreisetzung zum Mittagessen geringer ausfiel. Es scheint, dass ein großes Frühstück die Insulinfreisetzung auch zum Mittagessen triggert und damit auch die Glucoseverwertung verbessert.

Eine andere Untersuchung verglich Frühesser mit Spätessern. Bei den Frühessern lag die letzte Mahlzeit vor 15.00 Uhr, bei den Spätessern nach 15.00 Uhr. Es zeigte sich, dass die Frühesser eine höhere Gewichtsverlustrate aufgewiesen haben, als die Spätesser. Auch war bei den Frühessern die Konzentration des Nüchterninsulins, die nüchtern gemessenen

Triglyceridwerte als auch die Insulinresistenz besser (Kern, 2021).

Zusammenfassend kann man sagen, dass drei Mahlzeiten am Tag sich auf den Stoffwechsel besser auswirken, als zusätzliche Zwischenmahlzeiten. Am besten sollten die drei Mahlzeiten auf ein großes Frühstück, ein Mittagessen und ein kleines Abendessen verteilt werden, wobei das Abendessen besser früher stattfinden sollte, damit die Fastenperiode in der Nacht umso länger ausfällt.

Iss morgens wie ein Kaiser,
mittags wie ein König und
abends wie ein Bettler.

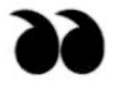

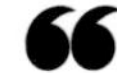

(Sprichwort)

Mit dem oben dargestellten Hintergrundwissen sieht man diese Weisheit unserer Großeltern nun mit anderen Augen. Ganz so unrecht hatten unsere Vorfahren also nicht – dieses Sprichwort kann nun mit Hilfe der Wissenschaft zur Chronobiologie untermauert werden.

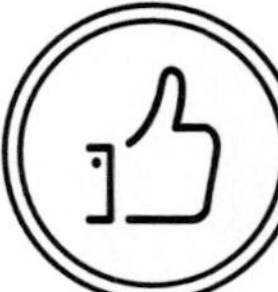

Fazit:

- ✓ weniger Mahlzeiten besser als „Daueressen"
- ✓ ideal: drei Mahlzeiten mit Fastenperioden zwischen den einzelnen Mahlzeiten
- ✓ Die größte Mahlzeit am Morgen
- ✓ Abendessen eher kleiner ausfallen lassen und eher früher als später einnehmen:
    - ➢ Ein frühes Abendessen und eine längere Fastenperiode vor dem Schlafengehen begünstigen die Fettmobilisation in der Nacht.

9 Diabetes und Übergewicht

„Sie müssen abnehmen" – diesen Satz hören viele Diabetiker von ihrem Arzt oder ihrer Ärztin. Laut deutscher Diabetes-Hilfe sind 90 % der Menschen mit Typ-2-Diabetes übergewichtig. Bereits ab einem Body-Mass-Index (BMI) von 27 steigt das Diabetesrisiko um 100 %. Die Daten basieren auf der im Jahr 2014 vom Robert-Koch-Institut veröffentlichten Studie „Gesundheit in Deutschland" (Adipositas - stärkster Risikofaktor für Diabetes Typ 2, 2017).

Tja... gesagt ist das leicht – das TUN fällt umso schwerer!

Warum hat das Gewicht etwas mit dem Diabetes zu tun? Wie kann die Gewichtsreduktion gegen den Diabetes helfen? Und vor allen Dingen: Wie kann ich abnehmen?

9.1 Wie kann eine Gewichtsreduktion bei Diabetes helfen?

Wir haben gesehen, dass die von den Fettzellen ausgeschütteten Botenstoffe eine (stille) Entzündung, ja sogar eine Insulinresistenz im Körper hervorrufen können. Durch die Reduktion der Fettzellen, insbesondere des viszeralen Fettes, also dasjenige im Bauchraum, kann sich die Insulinempfindlichkeit der Organe wieder erholen. Sie sprechen wieder besser auf das Insulin an, der Blutzucker kann besser in die Zellen verbracht werden und somit seine schädigende Wirkung nicht mehr entfalten.

Dass Gewichtsreduktion und körperliche Aktivität den Typ-2-Diabetes in der frühen Phase wieder rückgängig machen können, haben Forscher um die Epidemiologin Dr. Hajira Dambha-Miller von der University of Cambridge nachweisen können. In dieser Studie mit 867 neu diagnostizierten Diabetikern im Alter zwischen 40 und 69 Jahren zeigte sich, dass die Wahrscheinlichkeit des Rückgangs des Typ-2-Diabetes-mellitus bei einem Gewichtsverlust von mindestens 10 % im ersten Jahr fast doppelt so hoch war, wie bei Patienten, deren Gewicht gleichgeblieben oder angestiegen war. Dies wurde ohne intensiven Eingriff in den Lebensstil oder eine extreme Kalorien-beschränkung erreicht (Kreutzkamp, 2019); (Dambha-Miller, Day, Strelitz, Irving, & Griffin, 2019).

Bei einem Gewichtsverlust von >10 % konnte selbst bei Patienten mit fortgeschrittenem Diabetes und bestehenden Spätfolgen (z. B. Schäden an den kleinen und großen Blutgefäßen) ein Rückgang der Erkrankung festgestellt werden (Dambha-Miller, Hounkpatin, Stuart, & Farmer, 2021).

9.2 Abnehmen – ja, aber wie?

Dann darf ich ja gar nichts mehr essen, sagt sich da jetzt der Eine oder die Andere. Also doch hungern?
In der Theorie und ja, auch in der Praxis, kann man mit Hungern Gewicht reduzieren. Es heißt ja immer: die Zufuhr an Kalorien sollte geringer sein, als das, was man verbraucht. Rein rechnerisch ist dagegen auch nichts einzuwenden. Nur funktioniert der Körper und damit unser Stoffwechsel nicht nach einer derart einfachen mathematischen Gleichung. Der Stoffwechsel passt sich an die Gegebenheiten an, auf die er trifft. Dies ist ein wichtiger Mechanismus, um zu überleben! In Hungerszeiten werden all die unwichtigeren Stoffwechselwege heruntergefahren, damit die wichtigen Organe am Laufen gehalten werden können. Sobald man wieder zum „normalen" Essen zurückkehrt, nimmt sich der Körper jeden Nährstoff, den er nur bekommen kann und bunkert ihn gleich mal als Fett ein – die nächste Hungersperiode kann ja wieder kommen. So sind ruckzuck die mühsam abgehungerten Pfunde wieder da und oft ist das Gewicht dann sogar noch

höher als das Ausgansgewicht war. Der Jo-Jo-Effekt lässt grüßen und der Weg in eine Dauerspirale von Abnehmen-Zunehmen-Abnehmen-Zunehmen ist gebahnt. Mal ganz abgesehen davon, dass darunter nicht nur die Laune, sondern auch das Selbstbewusstsein leidet. Von der Gesundheit ganz zu schweigen. Nachhaltig abnehmen kann man sinnvollerweise mit einer dauerhaften Ernährungsumstellung, da sind sich die Wissenschaftler einig.

9.3 Ist Kalorien zählen die Lösung?

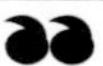

Essen ist ein wichtiger Bestandteil einer Diät.

(Unbekannt)

Gut, Du willst – Du musst abnehmen. Also: weniger essen! Heißt soviel wie Kalorien zählen. Stimmt's? Und wenn Du Kalorien zählst, dann nimmst Du weniger Energie auf und die Fettzellen schmelzen nur so dahin!? Wirklich? Soweit die Wunschvorstellung. Aber wie schon erwähnt: der Stoffwechsel funktioniert nicht nach einer einfachen mathematischen Gleichung. Du benötigst ja dennoch Nährstoffe damit die Stoffwechselwege laufen können. Und wenn Du weniger isst, mengenmäßig, dann nimmst Du auch weniger Nährstoffe auf. Der Körper läuft „auf Sparflamme" und

hält alles fest, was er nur kann. In der Praxis heißt das: Die ersten Kilos mögen noch schnell purzeln – aber leider bestehen diese schnell verlorenen Kilos in der Regel hauptsächlich aus Wasser, das in der Anfangszeit verloren geht. Die Fettreserven werden nicht gleich angegriffen. Weniger Essen führt zu weniger Nährstoffen, das wiederum führt auf Dauer zu einem verlangsamten Stoffwechsel und zu einem verlangsamten Gewichtsverlust. Mal ganz abgesehen davon, dass dieses Hungern nicht lange durchgehalten werden kann.
Du willst nachhaltig abnehmen? Aber ohne Essen geht das nicht!

Man muss weniger essen und trotzdem satt sein, das ist die Kunst!

(Manfred Nerlinger)*

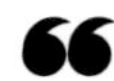

*(ehemaliger Gewichtheber)

Es geht hierbei also nicht allein um die Kalorien, nicht allein um das WENIGER Essen, vielmehr geht es um das RICHTIGE Essen, um dessen Ausgewogenheit. Doch was ist das „richtige" Essen für mich? Ist das „richtige Essen" nur mit Verzicht zu erreichen? Hagelt es ab jetzt nur noch Verbote? Muss ich mir nach jedem Bissen ein schlechtes Gewissen machen, wenn dieser Bissen nicht „Salat" heißt?

Jaja, dass ein Grillabend mit Freunden nicht unbedingt eine Diätveranstaltung ist, weiß ich ja, sagst Du Dir. Aber WISSEN ist das eine – das Wissen ins TUN bringen ist das andere. Und vor allen Dingen nachhaltig, also auch dauerhaft. Aber auf Einladungen zu verzichten, nur um nicht in Versuchung zu kommen, hört sich nicht sehr reizvoll an und ist nicht realistisch. Zudem kommt täglich auch schnell der Alltag dazwischen. Die Familie muss ja auch bekocht werden, der Stress im Job, Kinder, Haushalt, Einkaufen, rasch etwas Essbares auf den Tisch bringen – und dann soll ich mich noch mit neuen Diätvorschriften auseinandersetzen? Wie soll ich das alles nur unter einen Hut bringen? Das sieht nach einem riesigen Berg aus, der kaum bezwungen werden kann.
Aber, vielleicht kann ich Dir dabei helfen.
Was wäre, wenn Du auf der besagten Grillveranstaltung mit Freunden automatisch zu den Lebensmitteln greifen würdest, die Dir guttun ohne es hinterher zu bereuen? Was wäre, wenn Du nicht Deinen gesamten Tagesablauf umkrempeln müsstest? Wenn Du nicht Deinen bisher gewohnten Geschmack komplett ändern müsstest? Was wäre, wenn Du wüsstest, an welcher kleinen Schraube Du drehen müsstest, um den Stoffwechsel in Gang zu halten und trotzdem abzunehmen – gesund und nachhaltig? Dazu später mehr.

9.4 Bewegung– ein Therapeutikum?!

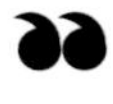

Die gesündeste Turnübung ist das rechtzeitige Aufstehen vom Esstisch.

“ *(Giorgio Pasetti)*

Dass körperliche Bewegung positive Effekte auf die Gesundheit hat, ist bekannt. Die Gelenke werden beweglicher und das Herz-Kreislauf-System wird angekurbelt.

Regelmäßiges Ausdauertraining hat nicht nur einen Einfluss auf das Herz-Kreislauf-System, sondern stärkt auch das Immunsystem und führt zum Stressabbau, indem es die Stresshormonkonzentration senkt. Insbesondere im Zusammenhang mit Diabetes mellitus hat Bewegung positive Auswirkungen: Muskelarbeit verbraucht Kohlenhydrate aus dem Blut. Der Blutzuckerspiegel wird gesenkt, die Insulinsensitivität verbessert, die Insulinresistenz vermindert. Der Fettstoffwechsel wird angekurbelt, Übergewicht sowie das gefährliche Bauchfett werden reduziert, Fettsäuren im Blut abgebaut.

In diesem Zusammenhang gleich mal eine Warnung vorneweg!

Wenn Du jetzt anfängst, Dich mehr zu bewegen, Sport zu machen, dann solltest Du als Diabetiker Deinen Blutzucker gut im Auge behalten, insbesondere nach dem Sport und vor allen Dingen dann, wenn Du blutzuckersenkende Medikamente einnimmst (z. B. Metformin, Insulin). Durch den erhöhten Verbrauch an Kohlenhydraten über den Sport könnte es unter Umständen auch zur Unterzuckerung kommen. Langfristig könnte angesichts der vermehrten Bewegung die Dosis der blutzuckersenkenden Medikamente ggf. gesenkt werden oder deren Einnahme gänzlich entfallen. Dies haben Beobachtungen aus der Praxis gezeigt.

Aber: Bitte nicht eigenmächtig die Dosis verändern, sondern immer nur unter ärztlicher Aufsicht und Kontrolle!

Durch die körperliche Betätigung, insbesondere beim Muskelaufbautraining, wird die Muskulatur gestärkt. Dank mehr Muskelmasse erhöht sich auch der Grundumsatz – also der Kalorienverbrauch in Ruhe. Mal ganz abgesehen davon, dass Muskelmasse ein geringeres Volumen hat als Fettgewebe bei demselben Gewicht – dies macht sich im Spiegel bemerkbar. Das ist auch der Grund warum zwei Menschen, die in Zahlen ausgedrückt dasselbe Gewicht auf die Waage bringen, in der Silhouette dennoch ganz verschieden aussehen können.

Um sich das mal bildlich vorstellen zu können, zeige ich Dir hier die zwei Gewebe nebeneinander; Fettmasse im Vergleich zu Muskelmasse: beide mit einem Gewicht von jeweils 5 lbs (das sind etwa 2,27 kg). Wie Du siehst, ist das Fett beim selben Gewicht deutlich voluminöser als der Muskel (siehe Abbildung 41: Volumenvergleich von Muskelmasse und Fett).

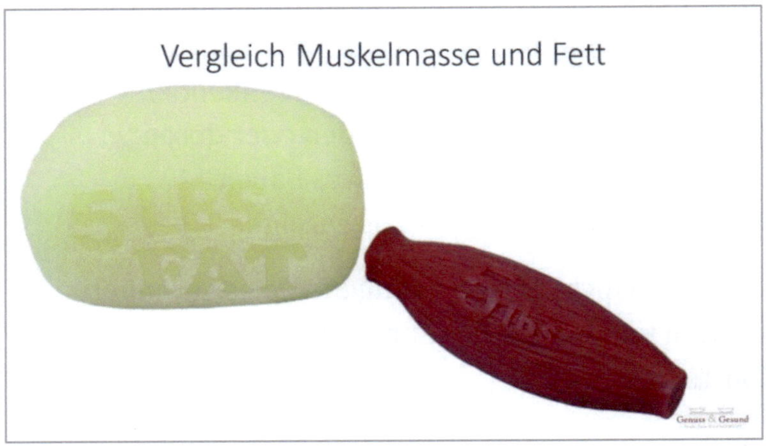

Abbildung 41: Volumenvergleich von Muskelmasse und Fett

Bewegung ist eines der stärksten und effektivsten Instrumente zur Diabetesprävention. 10 000 Schritte täglich könnten chronische Erkrankungen verhindern, darunter auch Diabetes.

Auch bei einem bereits vorliegenden Diabetes kann Bewegung helfen: Wenn ein Diabetiker täglich nur 1000 Schritte mehr läuft als üblich, dann senkt dies den

Blutzuckerspiegel nach der Mahlzeit etwa doppelt so stark ab, wie 1000 mg Metformin (Schwarz, 2021).

Eine weitere Studie besagt, dass Fahrradfahren effektiv das Sterblichkeitsrisiko bei Diabetes senken kann: fünf Jahre lang jede Woche mindestens eine Stunde Fahrrad fahren reicht aus, um das Sterblichkeitsrisiko bei Diabetes um 24 % zu senken. Eine regelmäßige Fahrradzeit von mehr als drei Stunden pro Woche senkt das Risiko um 35 % und mehr (Ärzteblatt, Senkung der Mortalität - Radfahren Effektiv, 2022); (Ried-Larsen, Rasmussen, & Blond, 2021).

Empfohlen wird ein regelmäßiges Bewegungsprogramm in einem Umfang von zwei- bis dreimal in der Woche für 40–45 Minuten z. B. Schwimmen, Radfahren, Walken, Inline-Skating. Wichtig ist, dass Du eine Bewegungsform findest, die Dir Spaß macht. Gehst Du lieber tanzen oder spielst Du Fußball? Oder lieber Tennis? Sich Bewegen mit einem Buddy an Deiner Seite macht noch mehr Spaß und bringt den inneren Schweinehund dazu, dass er nur noch leise vor sich hinmurmelt, anstatt lauthals seinen Tribut zu fordern.

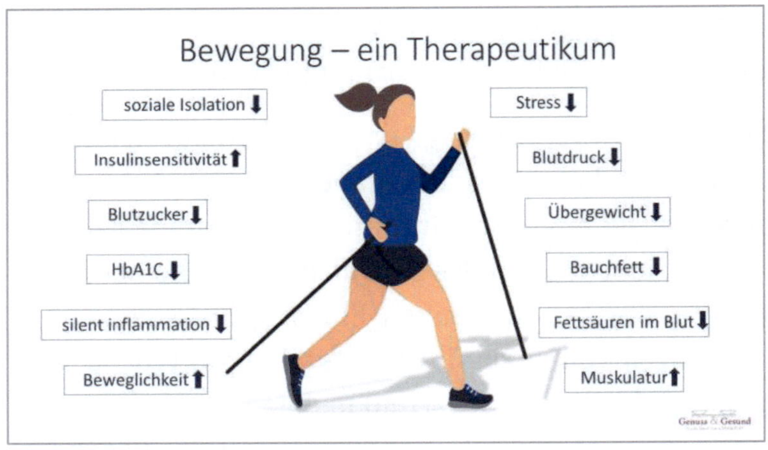

Abbildung 42: Wirkung von Bewegung

Du hast keine Zeit für Sport?

Unabhängig von einer sportlichen Betätigung im Sinne von „Sport“, ist bereits jede Art von Alltagsbewegung sinnvoll: z. B. die Treppen nehmen statt des Aufzugs oder eine Haltestelle früher aus dem Bus aussteigen. Kleinere Erledigungen zu Fuß machen wäre eine weitere Möglichkeit, oder wie wär's mit Kniebeugen beim Zähneputzen?

Je nachdem, ob weitere gesundheitliche Beeinträchtigungen vorliegen (z. B. Herzerkrankungen, Bluthochdruck, Arthrose etc.), solltest Du vorab Umfang und Art Deines Bewegungspensums mit Deinem behandelnden Arzt/Deiner behandelnden Ärztin absprechen. Gegen Spazierengehen ist in der Regel nichts einzuwenden. Ein Schrittzähler könnte die Motivation vielleicht erhöhen – und wenn Du über den

Tag die angestrebten 10 000 Schritte noch nicht zusammen hast, wie wär's mit Auf-der-Stelle-gehen beim Fernsehen, anstatt Sofa und Chips?

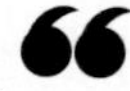

Wer glaubt, keine Zeit für seine körperliche Fitness zu haben, wird früher oder später Zeit zum Kranksein haben müssen. Für was hast Du Dich entschieden?

(aus China)

9.5 Neue Wege gehen – oder „die Macht der Gewohnheit"

Nachhaltig abnehmen kann man sinnvollerweise mit einer dauerhaften Ernährungsumstellung, da sind sich die Forscher einig. Doch eine über die Jahre oder gar Jahrzehnte gewohnte Ernährungsweise ändert man nicht mal schnell über Nacht. Für Gewohnheiten gibt es leider keinen einfachen Schalter, mit dem man sie nach Belieben an- oder ausknipsen kann. Gewohnheiten entstehen, indem man sich an Dinge gewöhnt, also über einen langen Zeitraum hinweg. Aber es gibt auch eine gute Nachricht: so wie man sich ungünstige Dinge angewöhnt hat, so kann man sich auch förderliche Verhaltensweisen angewöhnen und damit die ungünstigen Handlungs- und Ernährungsweisen nach und nach ersetzen. Und hier ist auch das Zauberwort versteckt: Nicht Verzicht, sondern ein sinnvoller Ersatz führt zum Ziel. Im Falle der Ernährungsumstellung heißt es besser: ein schmackhafter Ersatz.

Da man liebgewonnene oder eingefahrene Gewohnheiten nicht mal so einfach ablegen kann ist eben auch Geduld vonnöten, insbesondere dann, wenn es darum geht, die Geschmacksgewohnheiten zu modifizieren. Beispielsweise wenn Du, so wie ich, ein kleiner „Süßschnabel" und Kuchenfan bist.

Oder wenn die Gewohnheiten mit Emotionen verknüpft sind, ich denke da an den „Wohlfühlkuchen" am Nachmittag oder das" Feierabendbier", um den entspannenden Tagesbeschluss einzuläuten. Dir fallen gewiss noch ein paar andere Beispiele ein.

Neue Wege einzuschlagen, kann erst einmal Angst machen, weil es vielleicht unbekannte oder gar unbequeme Wege sein können. Wenn Du erkennst, dass der bequeme Weg auf der gut ausgebauten, geraden und beleuchteten Hauptstraße oder gar Autobahn nicht mehr dorthin führt, wo Du eigentlich hin willst, fühlt sich das wohlmöglich erst einmal an, wie der berühmte „Schuss vor den Bug", wie eine Vollbremsung in voller Fahrt.
Die große, bequeme Straße ist vertraut, weil Du sie schon so oft gegangen bist und sie Dir dadurch auch so schön ausgebaut hast. Du erkennst aber, dass sie Dich zu einem Ort führt, von dem Du weißt, dass dieser Zielpunkt nicht mehr der ist, wohin Du willst. Im Fall der Ernährung und des Übergewichts sind das gesundheitliche Probleme und Krankheiten wie beispielsweise Diabetes mit all seinen Folge-erkrankungen. Das bedeutet erst einmal eine Neuorientierung. Du richtest Deinen Kompass auf ein neues Ziel aus und suchst nach einem neuen Weg, der Dich zu diesem neuen Ziel führt. Und hier ist auch schon der erste Schritt gemacht! Die Erkenntnis, dass

der bisher eingeschlagene Weg zu einem Ziel führt, wo Du nicht (mehr) hin willst. Das ist der allererste und wichtigste Schritt, der Dich dazu befähigt, Dich nach einem neuen ZIEL umzusehen! Das könnte so etwas sein wie z. B. Abnehmen und/oder Gesundheit. Der zweite Schritt besteht darin, zu diesem neuen Ziel einen neuen Weg suchen, denn Du weißt, dass Dich der bisherige bequeme Weg dorthin gebracht hat, wo Du gerade bist.
Diesen neuen Weg zu Deinem neuen Ziel gibt es, nur ist er für Dich ungewohnt. Er ist keine breite bequeme Autobahn, sondern vielleicht erst einmal ein Pfad durch ein unbekanntes Dickicht. Du musst diesen Weg neu für Dich erschließen. Er bedeutet in diesem Fall: Ernährung und Lebensweise dauerhaft umstellen. Da es aber ein für Dich neuer Weg ist, ist er unbekannt und Unbekanntes macht erst einmal Angst. Das ist eine ganz normale und evolutionsbedingt auch eine lebensversichernde Reaktion, denn alles Neue muss erst einmal „beschnuppert" und erkannt werden, ob es gut oder schlecht ist. Ein langsames, respektvolles Herantasten ist also angesagt. Kennenlernen kann man das Unbekannte, indem man Informationen einholt und austestet, welches von all den neuen Dingen für Dich passend und machbar ist. Es bedeutet aber auch, sich mit neuen Ideen, mit neuen Sichtweisen auseinandersetzen.

Mit einem neuen, unbekannten Weg ist es wie mit einem Trampelpfad – er entsteht erst dadurch, dass man ihn geht. Vielleicht ist auf dem neuen Trampelpfad auch ein Gebüsch im Weg, durch das man hindurch will, nicht wissend, was einen dahinter erwartet. Das Gebüsch wird inspiziert und nach und nach wird ein kleiner Durchgang hindurchgeschlagen. Das macht Arbeit und ist mit Anstrengung verbunden. Aus dem kleinen Trampelpfad wird ein bequemer Weg, indem man ihn durch kontinuierliche Benutzung nach und nach erweitert. Und durch dieses wiederholte Gehen auf demselben schmalen Pfad, wird dieser nicht nur breiter, sondern auch immer vertrauter, gewohnter. Angst wird durch Vertrauen ersetzt und der nächste mutig gesetzte Schritt wird schon einfacher sein. So kannst Du Etappe um Etappe vorwärtskommen, Deinem neuen Ziel immer weiter entgegen.
Es wird gesagt, dass neue Gewohnheiten etwa 21 Tage benötigen, bis sie sich etabliert haben. Etwa 21 Tage mit regelmäßigen TUN. Mit Betonung auf „regelmäßig" und „Tun"! Das kann man auf eine geänderte Ernährungsweise ebenso anwenden wie auf häufigere körperliche Betätigung oder Sport.

Unter Umständen führen sogar mehrere Wege zum neuen Ziel. Es gibt viele Möglichkeiten und viele Helfer, die Dir ihre Dienste anbieten. Menschen und Berater, die Dir sagen, wie und was Du tun sollst. Information ist immer ein wichtiger Teil und wenn Du noch einen Führer an der Seite hast, der Dir zeigt, welchen Weg Du gehen sollst, wird es natürlich leichter. Aber da es Dein Weg ist und nur Du ihn gehen kannst, ist es auch Deine Aufgabe zu entscheiden, welche der vielen Wege, die zur Wahl stehen, DIR am besten taugt und mit welchem DU am besten zurechtkommst. Das entscheidet nicht Dein Arzt oder Deine Ärztin, nicht Dein Partner oder Deine Partnerin, nicht Deine Familie, nicht Dein Mentor oder wie auch immer Du Deinen Helfer nennen willst. Es ist Dein „Trampelpfad", den nur Du allein für Dich erschließen kannst, indem Du ihn gehst. Andere können Dir nur ein Wegweiser sein, erschließen musst Du Dir Deinen Weg selbst, denn nur dann ist es DEIN Weg, Deine Straße, die Du nach Deinem Geschmack weiter ausbaust und Dir erschließt, bis sie Dir zu einer neuen, vertrauten und bequemen Autobahn wird, die Dich zu Deinem neuen Ziel führt.

Es ist immer hilfreich, Menschen anzuhören, die diesen oder einen ähnlichen Prozess bereits absolviert haben und den Weg bereits gegangen sind. Zuhören, wie sie ihren Weg gemeistert haben, auf welche Unwegsamkeiten sie gestoßen und wie sie damit zurecht gekommen sind. Was haben sie gemacht? Wie sind sie mit unerwarteten Herausforderungen umgegangen? Wie sind sie „am Ball" geblieben?

Durch Vorbilder kannst Du lernen, wie sich so ein neuer Weg besser begehen lässt. Viele Herausforderungen sind schon gemeistert worden, vielleicht sind auch Fehler gemacht worden. Da es andere aber schon geschafft haben, wissen sie, wie es nicht geht und besser noch, können sie Auskunft geben, wie es vielleicht besser geht. Die schon gemachten Fehler musst Du nicht nochmal durchmachen. Höre Dich um, schaue Dich um, ob Du jemanden findest, dem Du vertraust. Der einen ähnlichen Weg wie den vor Dir liegenden schon gegangen ist. Jemand, dem Du zutraust, dass seine Erfahrungen Dir DEINEN Weg erleichtern können.

Das erste ist also, sich ein neues Ziel zu suchen. Überleg Dir, wohin Du willst. Stell Dir vor, wie es ist, dort schon angekommen zu sein. Wie ist es, das neue Ziel? Wie fühlt es sich an? Wie fühlst Du Dich, wenn Du dort angekommen bist? Wie fühlt es sich an, wenn Du abgenommen hast? Dein neues Zielgewicht erreicht hast? Dein neues Ich kennenlernst? Wie wird es sein, sich leichter zu fühlen? Ballast abgeworfen zu haben? Wie fühlt es sich an, neue Klamotten einzukaufen, weil die alten zu groß geworden sind – oder in eines Deiner alten Lieblingsteile wieder hineinzupassen? Wie ist das Gefühl, energiegeladener zu sein?

Es steht also die Entscheidung an, die bequeme Autobahn zu verlassen und für Dein neues Ziel einen neuen Weg zu suchen. Dafür ist zum einen Erkenntnis und Einsicht nötig, aber vor allem auch Mut und Bereitschaft, etwas Neues auszutesten.
Dann ist es an der Zeit, sich zu informieren, was es mit diesem neuen unbekannten Weg auf sich hat.
Sich zu informieren, wie dieser Weg aussehen könnte, welche Varianten es gibt und sich dann zu entscheiden, welche der verschiedenen Varianten Dir eher zusagt.
Dann schau Dich nach Menschen um, die Dir mit ihrer Erfahrung helfen können, hör ihnen zu und hör auf Dich. Hast Du jemanden gefunden, dem Du Vertrauen entgegenbringen kannst und magst? Dann überleg Dir, ob Du Dich lieber gern an die Hand nehmen lassen möchtest, oder ob Du mit den schon vorhandenen Informationen den Weg allein gehen willst? Beides ist möglich und in Ordnung. Das entscheidest Du. Jeder ist verschieden. Es gibt Menschen, die neue Herausforderungen direkt und voller Elan angehen, andere sind eher zaghafter, starten lieber etwas langsamer und gehen es vorsichtiger an. Keines der Varianten ist „gut" oder „schlecht", sondern schlichtweg eine andere Herangehensweise unterschiedlicher Menschentypen.

Suche daneben auch nach Unterstützern in Deinem unmittelbaren Umfeld. Steht Deine Familie hinter Dir? Unterstützt Dich Dein Partner, Deine Partnerin? Ein guter Freund oder eine gute Freundin an Deiner Seite ist hilfreich, um bei Durchhängern wieder Kraft zu tanken. Durchhänger sind normal und kommen immer wieder vor. Entscheidend aber ist, dass man aufsteht und wieder weitermacht, nach vorne geht.

Die moderne Medizin kümmert sich um deine Krankheit, davon lebt sie. Aber um Deine Gesundheit musst Du Dich selbst kümmern, davon lebst Du!

(Unbekannt)

10 Welchen Einfluss haben die Gene?

Einer der Risikofaktoren für Diabetes ist die genetische Veranlagung. Wenn Diabetes mellitus bereits in Deiner Familie vorgekommen ist, kann auch bei Dir eine erbliche Veranlagung für diese Krankheit vorliegen. Die Gene legen Dir ein 50-%iges Erkrankungsrisiko in die Wiege. Dies heißt aber nicht, dass Du diesem Schicksal hilflos ausgeliefert bist.

Die Gene bekommen wir von unseren Vorfahren, also unseren Eltern und Großeltern vererbt. Die Erbinformationen sind somit da, ob sie jedoch in ihrer Ausprägung relevant werden, das ist von weiteren Faktoren abhängig. Das Ablesen der Gene, also die Entscheidung, ob deren Funktionen zum Tragen kommen oder nicht, passiert dynamisch in Reaktion auf aktuelle Umweltbedingungen. Aufgrund dieser Eigenschaft wird eine Anpassung des Stoffwechsels an die unterschiedlichen Gegebenheiten (z. B. Klima, Nahrungsangebot) ermöglicht. Äußere Bedingungen können somit das Ablesen bestimmter Gene hemmen oder fördern.

Dieser Mechanismus ist wichtig für die Entwicklung der Menschheit, denn nur so konnten Menschen sich in verschiedenen Erdteilen ansiedeln und überleben. Sie passten sich an die Gegebenheiten an - von dem eisigen

Klima an den Erdpolen bis hin zur großen Hitze in den Wüstenregionen dieser Welt. Und nicht nur evolutionsgeschichtlich gesehen über Generationen hinweg kann sich der Körper anpassen, sondern auch kurzfristig, wie zum Beispiel auf ein verändertes Nahrungsangebot. Wenn Menschen von einem Teil der Welt in eine ganz andere ziehen und dort auf ein ganz anderes Nahrungsangebot treffen, als dasjenige, mit dem sie aufgewachsen sind, passt sich ihr Stoffwechsel an die neue Nahrung an. Ebenso konnten in Hungerperioden oder in Kriegszeiten die Menschen nur durch diese Anpassungsfähigkeit überleben.

Die relativ junge Wissenschaft zu diesem Thema nennt sich Epigenetik. Forscher haben herausgefunden, dass bestimmte Gene abgelesen werden, andere aber nicht, und dass das Ablesen der vorhandenen Gene von äußeren Faktoren abhängen kann.

Es wird also auch von Umweltbedingungen bestimmt, ob verschiedene Gene abgelesen werden und damit zum Zuge kommen. So kann die genetische Disposition von Krankheiten manchmal abgemildert oder sogar aufgehalten werden, wenn die äußeren Gegebenheiten positiv einwirken.

Wir können daher mit unserem Lebensstil, der Ernährung und der Bewegung Einfluss darauf nehmen, ob die Gene für uns nachteilige Folgen haben oder nicht. Dr. Henriette Kirchner, Humangenetikerin an der Universität Lübeck, weiß durch ihre Arbeit zur Epigenetik der Adipositas, dass die Veränderungen einer fett- und zuckerhaltigen Ernährung durch viel Bewegung, gesunde Ernährung und Gewichtsreduktion wieder rückgängig gemacht werden können (Fett, 2021).

10.1 Gewicht und Gene

Auch das Gewicht kann von den Genen gesteuert sein. Nein, das ist jetzt keine gern vorgetragene Rechtfertigung für Übergewicht! Natürlich führen übermäßiges Essen und wenig Bewegung zu einer vermehrten Einlagerung von Fett, aber bei dem Einen mehr, beim Anderen weniger. Jeder kennt die Situation: Zwei sitzen am Esstisch. Der eine kann essen, was er mag und nimmt nicht zu. Der andere sagt, er müsse nur das Essen ansehen und schon sind wieder einige Kilo mehr auf den Hüften. Ja…, na gut, vom Zusehen allein natürlich nicht, aber selbst, wenn beide das Gleiche essen: Der eine nimmt zu, der andere nicht. Jeder Mensch reagiert also anders auf die Kalorienzufuhr.

Eine andere Situation: Zwei gehen ins Fitnessstudio, absolvieren das gleiche Training. Der eine kann durch das Training sein Gewicht reduzieren, der andere nicht. Auch dieses Phänomen haben Wissenschaftler untersucht und ebenfalls einen Zusammenhang zu den Genen gefunden. Sie haben entdeckt, dass die Fähigkeit, wie effektiv durch Sport Energie aus den Fettdepots geholt werden kann, auch durch Gene gesteuert wird.

Ebenso fanden sie heraus, dass es von der genetischen Disposition abhängt, ob kalorienarmes Essen rasch mit Gewichtsverlust belohnt wird oder nicht.

Zwischenzeitlich wurden mehr als 400 Gene identifiziert, die im Zusammenhang mit Übergewicht eine Rolle spielen können.

So wurde bereits im Jahr 2003 eine Studie veröffentlicht, für die 720 Personen über ihre normalen Mahlzeiten hinaus 500 Kalorien aus Fett zusätzlich zu sich nehmen sollten und dies über mehrere Monate hinweg. Einige Probanden haben trotz der höheren Fettkalorienzufuhr nicht zugenommen, obwohl ihr Lebensstil vergleichbar war zu denjenigen Probanden, die an Gewicht zugelegt hatten (Wallerstorfer, 2021).

Die Forscher fanden heraus, dass bei denjenigen Menschen, die nicht zugenommen hatten, das FABP-2-Gen intakt war. Dieses Gen signalisiert dem Körper, dass genug Fett im Darm aufgenommen wurde; überschüssiges Fett wird dann mit dem Stuhl wieder ausgeschieden und gelangt gar nicht erst in den Körper. Bei denjenigen Personen, die an Gewicht zugenommen hatten, war das FABP-2-Gen defekt. Die Regulierung der Fettaufnahme konnte somit nicht aktiviert werden, sie ging ungebremst weiter. Alles zugeführte Fett wurde aus dem Darm aufgenommen, obwohl der Körper eigentlich schon längst genug zur Verfügung hatte.

Dieser Effekt konnte in diversen voneinander unabhängigen Studien nachgewiesen werden. Jedes Mal war eine direkte Korrelation zwischen einem hohen Fettgehalt in der Nahrung und Übergewicht erkennbar, wenn mindestens eines der beiden FABP-2-Gene nicht richtig funktionierte. Bei etwa 58 % aller Menschen liegt ein Defekt im FABP-2-Gen vor. Sie reagieren also besonders empfindlich auf eine hohe Fettzufuhr. Die übrigen 42 % mit intaktem FABP-2-Gen nehmen bei einer Fettzufuhr nicht so schnell zu, wie die andere Gruppe.

Einen ähnlichen Effekt haben die Forscher für die Aufnahme von Kohlenhydraten beobachtet. Ob jemand problemlos Pasta & Co essen kann, liegt an der Funktionalität des ADRB-2-Gens.

Im Jahr 2005 wurde im Rahmen einer Diabetespräventionsstudie der Zusammenhang zwischen Training und den Genen untersucht. An dieser Studie haben 133 Probanden an einem 10-wöchigem Trainingsprogramm teilgenommen. Bei allen wurde das PPARG-Gen gemessen – dieses Gen beeinflusst nachweislich den Fettstoffwechsel: Diejenigen Studienteilnehmer mit einem intakten PPARG-Gen haben durchschnittlich 1,8 kg abgenommen, wohingegen die Teilnehmer mit einem defekten PPARG-Gen innerhalb der 10 Wochen im Durchschnitt lediglich 300 g Gewicht reduzieren konnten. Die Personen mit einem intakten PPARG-Gen konnten also mit demselben Trainingspensum etwa sechsmal mehr an Gewicht verlieren, als diejenigen mit der ungünstigen PPARG-Gen-Variante.

Es konnte also gezeigt werden, dass es von den Genen abhängt, wie schnell und effektiv der Körper auf Sport mit Gewichtsreduktion reagiert. Bei etwa 86 % aller Menschen liegt eine ungünstige Variante des PPARG-Gens vor. Das heißt also, dass die übrigen 14 % aller Menschen mit dem intakten PPARG-Gen mit Sport gut Gewicht reduzieren können. Zu diesen „Sportgenen" gehören neben dem genannten PPARG-Gen auch noch das ADRB-3 und FTO-Gen.

Führt also doch besser Hungern zum Gewichtsverlust? Ob kalorienarmes Essen rasch mit Gewichtsreduktion belohnt wird oder nicht? Du ahnst es schon – auch das ist von der genetischen Disposition abhängig. Als hierfür verantwortliche Gene wurden neben dem schon genanntem PPARG-Gen auch noch das ADRB-2 und das APOA-5-Gen identifiziert.

In einer Studie am Universitätsklinikum Hamburg-Eppendorf hatten 606 Probanden für 12 Wochen ein strikt kalorien- bzw. fettreduziertes Ernährungsprogramm einzuhalten. Die Gruppe mit der ungünstigen Variante des APOA-5-Gens wog im Anschluss im Schnitt nur 0,3 kg weniger. Diejenigen mit der intakten APOA-5-Genvariante hingegen hatten beachtliche 12,9 kg an Gewicht verlieren können.

96 % aller Menschen haben mindestens ein defektes APOA-5-Gen. Bei ihnen führt eine Reduzierung des Essens und Hungern nicht in dem Maße zum Gewichtsverlust, wie gewünscht.

Es gibt also Genvarianten, die einen Einfluss darauf haben, welche Strategie zur Gewichtsreduktion wie erfolgreich ist (Wallerstorfer, 2021).

Das ist eine mögliche Erklärung dafür, warum der eine so der andere ganz anders auf Versuche der Gewichtsreduktion mit weniger Essen und Sport reagiert. Der eine muss nur das Essen reduzieren und kann abnehmen, dem anderen verhilft eher die Bewegung zum Schmelzen der überflüssigen Kilos.

Du siehst also, es gibt nicht DIE EINZIGE Diät, die für alle gleichermaßen gut funktioniert, und es muss nicht immer an mangelnder Disziplin liegen, wenn es nicht klappt. Aber – und das ist ein großes ABER – ohne Disziplin und Ausdauer klappt keine Gewichtsreduktion. Die Gene sind hier also kein Freifahrtschein für ungehemmtes, ungesundes, übermäßiges Schlemmen, während man als Couchpotato auf dem Sofa festzukleben scheint.

Jeder Mensch hat nicht nur seinen ganz eigenen Stoffwechsel, sondern auch seine eigenen Vorlieben und Herausforderungen im Alltag. Jeder Mensch ist anders und isst anders! Und nicht jede Ernährungsform ist für jede Person gleichermaßen geeignet und gleichermaßen umsetzbar – so gut gemeint die allgemein bekannten Ratschläge auch sein mögen.

Um nun ein langfristiges und nachhaltiges Gewichtsmanagement zu erreichen, liegt es also nahe, sich zu überlegen: Was tut *meinem* eigenen Körper gut? Wieviel ist dieses empfohlene „viel" an Obst und Gemüse? Wie viel genau ist dieses „wenig" Fett, das man essen soll? Woher weiß ich, wann ich die empfohlenen 30 g bis 40 g Ballaststoffe erreicht habe? Wie kann ich persönlich das alles in meinem Alltag umsetzen? Und... wie erreiche ich eine Ernährungsumstellung mit den bisher gewohnten Ess- und Geschmacksgewohnheiten- das Essen soll ja schließlich auch schmecken!

Wie verhält es sich also mit einer personalisierten – genbasierten Ernährung?

10.2 Personalisierte - genbasierte Ernährung?

> *Wenn wir jedem Individuum das richtige Maß an Nahrung und Bewegung zukommen lassen könnten, nicht zu wenig und nicht zu viel, hätten wir den sichersten Weg zur Gesundheit gefunden.*
>
> *(Hippokrates)*

Wie die Nahrungsverwertung und die Effektivität von Bewegung mit den Genen zusammenhängen, wurde vor allem im Rahmen der Diabetespräventionsforschung herausgefunden. Von deren Erkenntnissen kann inzwischen auch jeder Durchschnittsbürger profitieren. Die Personalisierung gewinnt nicht nur in der Medizin, sondern auch in der Prävention immer mehr an Bedeutung. So werden auch in der Ernährungsberatung personalisierte Konzepte erarbeitet (Ärzteblatt, Personalisierte Ernährung - Neue Konzepte notwendig, 2022).

Beim Thema Gewichtsverlust zeigt sich auch immer wieder, dass nicht mehr EINE Diätstrategie für alle gleichermaßen hilfreich ist. Denn, wie man sieht, reagiert jeder Körper, jeder Stoffwechsel anders auf Nährstoffe und auf Bewegung. Es ist also sinnvoll,

Ernährung und Sport jeweils an die unterschiedlichen persönlichen Rahmenbedingungen des Einzelnen anzupassen. Und was ist persönlicher, als die eigene Genkonstellation? Die individuellen Empfehlungen fokussieren sich auf die genetischen Stärken, um die genetischen Schwächen bestmöglich auszugleichen. Der Erfolg einer solchen personalisierten „Gen-Diät" ist überzeugend.

Ich arbeite selbst erfolgreich mit der genbasierten personalisierten Ernährung, habe einen Anbieter persönlich getestet und selbst gute Erfahrungen gemacht. Er informiert nicht allein nur darüber, wie Deine Gene diesbezüglich beschaffen sind. Er zeigt vor allen Dingen auch, wie die Ernährungsratschläge auf den individuellen Bedarf und an die Möglichkeiten in der realen Lebensumgebung jedes Einzelnen angepasst werden können. Er gibt nicht nur einfache Ernährungstipps, sondern zeigt also auch, WIE die Empfehlungen für jeden mit seinen eigenen Vorlieben, in seinem Alltag und in seinem individuellen Tagesablauf umsetzbar sind. Ein einfach zu handhabendes Online-Tool gibt zusätzlich live Rückmeldung zum Essverhalten. Das hat den Vorteil, dass die Ernährung direkt angepasst und, bei Bedarf, gleich gegengesteuert werden kann. So lernt man den Umgang mit den einzelnen Lebensmitteln und findet heraus, wo welche Nährstoffe enthalten sind – insbesondere die versteckten Fette und versteckten

Zucker. Man nutzt die Lebensmittel, die man gewohnt ist und die man kennt, so fällt die Umstellung leichter. Ganz nebenbei lernt man auch, wie man sich in Ausnahmesituationen wie zum Beispiel bei Einladungen, in der Kantine, bei Restaurantbesuchen oder an einem Buffet verhalten kann. Auf dem Smartphone ist die App immer dabei und so lässt sich der Ernährungsplan flexibel am Tag anpassen, ohne starre Vorgaben zu machen.

Das Programm beinhaltet hunderte von Rezeptideen, man kann aber auch seine eigenen Rezepte erstellen und an sein genetisches Profil anpassen. Man findet heraus, mit welchen leckeren, hilfreichen und gesunden Alternativen die ungesunden Varianten ersetzt werden können und sieht direkt quasi „schwarz auf weiß", wie sich dies auf die Nährstoffversorgung auswirkt – auf die Makro- als auch auf die Mikronährstoffe. Ein einfaches Ampelsystem hilft dabei, die erforderlichen Nährstoffe zu sich zu nehmen und sich so Tag für Tag ausgewogen zu ernähren, ohne verzichten zu müssen.

Es ist keine Diät im herkömmlichen Sinne, sondern ein individualisiertes Ernährungs- und Gewichts-Management-Programm, das hilft, die Ernährung langfristig und nachhaltig umzustellen, mit den Lebensmitteln, die man kennt und mag.

Und wenn man weiß, wie der eigene Stoffwechsel tickt und an welcher kleinen Schraube gedreht werden muss, fällt die Umstellung gar nicht mehr so schwer. Wenn man erkennt, dass nicht das komplette Essverhalten auf den Kopf gestellt werden muss, fällt es auch leichter, sich langfristig ein neues, gesundes Essverhalten anzueignen.

Ich persönlich habe aktiv mit dem Programm gearbeitet und damit mein Übergewicht in den Griff bekommen. So konnte ich 26 kg langfristig und nachhaltig reduzieren, mit Spaß am Essen und mit mehr Essen, als ich es mir zuvor zugestanden hätte. Das war vor sieben Jahren. Bis heute kann ich mein neues Wohlfühlgewicht halten und habe Spaß am Essen.

Ich möchte in diesem Buch keine Werbung machen, deshalb hier nun erstmal soviel.

Wenn Dich das Thema weiter interessiert und Du mehr wissen möchtest, z.B. welchen Anbieter ich getestet habe und wie meine persönlichen Erfahrungen mit der genbasierten Ernährung waren, dann findest Du weitere Informationen dazu auf meiner Homepage unter folgendem Link:

 https://genuss-gesund.de/

11 Zusammenfassung

Das war jetzt eine geballte Ladung an Informationen. Um den Überblick zu behalten, habe ich Dir hier nochmals in Kürze die Mikronährstoffe und ihre Bedeutung für den Diabetes mellitus in einer Tabelle zusammengefasst.

Nährstoff	Funktion	Dein Nutzen
Vitamin C	• wirkt der Verzuckerung von Eiweißen entgegen • hemmt die Bildung von AGEs • hemmt die Bildung von Sorbitol in den Zellen • schützt die Zellen vor oxidativem Stress	✓ hilft den HbA1C-Wert niedrig zu halten ✓ hilft diabetischen Spätschäden vorzubeugen (z. B. Nervenleit-geschwin-digkeit)
B-Vitamine	• wichtig für die Funktionalität	✓ helfen diabetischen Spätschäden

	des Nervensystems • halten die Homocysteinwerte niedrig • sind beteiligt am Aufbau vom Glückshormon Serotonin und vom Schlafhormon Melatonin	vorzubeugen (z. B. Nervenschäden, Gefäßschäden) ✓ können Deine Stimmung positiv beeinflussen ✓ können Deinen Schlaf positiv beeinflussen
Vitamin D	• erhöht die Produktion und Ausschüttung von Insulin • steigert die Insulinempfindlichkeit der Zellen • erhöht die Glucosetoleranz	✓ verbessert die Insulinwirkung (regt die Insulinproduktion an, hilft einer Insulinresistenz vorzubeugen) ✓ wirkt den schädigenden Einflüssen der Entzündungsfaktoren entgegen

	• vermindert die Insulin-resistenz • vermindert die Bildung von AGEs • vermindert die Bildung entzündungs-fördernder Substanzen (TNF–α)	✓ wirkt der Verzuckerung von körper-eigenem Eiweiß entgegen ✓ vermindert die Entzündungs-neigung in den Blutgefäßen ✓ hilft somit diabetischen Spätschäden vorzubeugen
Magnesium	• wichtig für die Funktion des Insulin-rezeptors • wichtig bei der Verwertung von Glucose • wichtig für die Aktivierung von Vitamin D	✓ verbessert die Insulin-wirkung ✓ hilft einer Insulin-resistenz vorzubeugen ✓ verbessert die Verwertung der Glucose ✓ hilft diabetischen

		Spätschäden vorzubeugen
Zink	• Bestandteil des Insulins • wichtig für die Bildung und Speicherung des Insulins • wichtig bei der Bildung der Insulin-rezeptoren • notwendig für die Bildung des Hunger-hormons Ghrelin und des Sättigungs-hormons Leptin • vermindert eine durch das Fettgewebe ausgelöste chronische Entzündung	✓ hilft einer Insulin-resistenz vorzubeugen ✓ verbessert die Glucose-toleranz ✓ hilft, diabetischen Spätschäden vorzubeugen ✓ wichtig für die Bildung von appetit-regelnden Hormonen

Chrom	• wichtiger Bestandteil des Glucose-toleranzfaktors (Chromodulin) • Bindung des Insulins und Aktivierung des Insulin-rezeptors sind daher abhängig vom Chrom • fördert die Bereitstellung und die Wirkung von Insulin	✓ fördert die Insulin-wirkung ✓ verbessert die Glucose-verwertung ✓ erleichtert die Einstellung des Blutzucker-spiegels
α-Liponsäure	• verbessert die Wirkkraft des Insulins • zentrale Rolle im Energie-stoffwechsel der Nervenzelle • verhindert die Bildung von	✓ schützt die Nerven ✓ verbessert die Symptome einer Neuropathie ✓ wirkt der Verzuckerung von Eiweißen entgegen

	AGEs und damit die schädigende Wirkung erhöhter Blutzucker-spiegel auf die Nerven	✓ hilft, diabetischen Spätschäden vorzubeugen
Coenzym Q 10	• wichtig für die Energie-gewinnung in den Zellen • altersbedingt stärkster Abfall des Q10-Gehalts in der Bauchspeichel-drüse	✓ Medikamente wie Cholesterin-senker vom Statin-Typ können die körpereigene Produktion von Coenzym Q10 hemmen ✓ Unter-versorgung an Coenzym Q10 kann sich in Muskel-schmerzen, Abgeschlagen-heit oder Herzmuskel-

		schwäche äußern
Omega-3-Fettsäuren	• helfen erhöhte Blutfette zu normalisieren • helfen Entzündungen entgegenzu-wirken • hohe Triglycerid-werte können als Indikator für eine Insulin-resistenz herangezogen werden	✓ schützen das Gefäßsystem ✓ helfen diabetischen Spätschäden vorzubeugen
Ballaststoffe	• verzögern die Aufnahme der Kohlenhydrate • Magenfüller und Hungerbremse • fördern ein ausgewogenes	✓ Blutzucker-spiegel nach dem Essen steigt langsamer an ✓ erneutes Hungergefühl wird verzögert

	Darm-mikrobiom	✓ machen länger satt ✓ helfen Diabetes vorzubeugen ✓ wichtig für die Darm-gesundheit und damit für die Gesundheit allgemein

Tabelle 3: Mikronährstoffe und ihre Bedeutung bei Diabetes mellitus

Nährstoffe, die im Hinblick auf das Fortschreiten eines Prädiabetes in einen manifesten Diabetes mellitus von Bedeutung sind:

- Magnesium (Unterversorgung)
  (Gröber, Mikronährstoff-Beratung Indikationen - Ein Arbeitsbuch, 2020, S. 48)
- Vitamin D (Unterversorgung)
  (Gröber, Mikronährstoff-Beratung Indikationen - Ein Arbeitsbuch, 2020, S. 47)
- Vitamin C
  Eine Erhöhung der Vitamin-C-Konzentrationen reduziert das Diabetesrisiko im Falle eines noch nicht diagnostizierten erhöhten Blutzuckerspiegels um nahezu ein Drittel (Gröber, Kisters, & Schmidt, MMP 37. Jahrgang 8/2014).

12 Meine Empfehlungen – Tipps und Tricks

Du hat nun eine ganze Menge über Diabetes mellitus gelesen, dessen Entstehung und die Rolle der Ernährung sowie die Bedeutung der Nährstoffe für diese Erkrankung, für Deine Gesundheit und Deine Lebensqualität. Du hast gesehen, wie die Nährstoffe in Deinem Körper für Dich arbeiten, damit es Dir gut geht. Du hast erfahren, wie die einzelnen Mikronährstoffe zusammenarbeiten – jeder an seinem Platz. Du siehst, wie die Wirkungen der Nährstoffe ineinandergreifen und den Stoffwechsel am Laufen halten, wie die vielen kleinen Zahnräder eines Uhrwerks. Du hast gesehen, wie diese Zahnräder ins Stocken geraten können und dass dann das Uhrwerk – also Dein Stoffwechsel – nicht mehr rund läuft, sobald „Sand im Getriebe" ist. Das heißt, wenn die Nährstoffe nicht mehr in ausgewogener Zusammensetzung und ausreichender Menge vorhanden sind.

Und Du hast erkannt, was eine „gute" Ernährung ist, was sie bedeutet und wie wichtig sie ist, um den Stoffwechsel und die Gesundheit aufrecht zu erhalten. Auch hast Du den Zusammenhang erfahren zwischen Deinem Lebensstil und Deiner Gesundheit. Die Darmgesundheit und die Essenszeiten haben wir beleuchtet. Du siehst nun, was es mit dem allgemeinen „esst mehr Obst und Gemüse“ auf sich hat, was Übergewicht mit der Erkankung zu tun hat und warum der Rat abzunehmen durchaus seine Berechtigung hat. Eine ganze Menge Theorie.

Und nun fragst Du Dich, wie Du das Wissen auch ins TUN bekommst.

Ich habe Dir hier einige Tipps und Tricks zusammengefasst, die Dir dabei helfen können.

Du wirst sie nicht alle auf einmal umsetzen können – such Dir erst einmal ein, zwei Bereiche aus und versuche, sie in Deinem Alltag umzusetzen. Wenn das sitzt und zur alltäglichen Routine geworden ist, nimm Dir die nächsten ein bis zwei Neuerungen vor und lass sie auch in Deine Routine einfließen. So wirst Du nach und nach Deine bisherigen Gewohnheiten ändern können.

In diesem Zusammenhang aber auch nochmal der wichtige Hinweis!

Wenn Du nun anfängst, anders zu essen und Dich mehr zu bewegen, dann solltest Du unbedingt Deinen Blutzucker im Auge behalten und häufiger messen. Insbesondere, wenn Du blutzuckersenkende Medikamente (z. B. Metformin, Insulin) bekommst – diese sind auf Deine *bisherige* Lebens- und Ernährungsweise angepasst. Wenn sich durch die Umstellung Deiner Ernährungs- und Lebensweise Deine Blutzuckerwerte senken lassen, wenn sich Dein Stoffwechsel verbessert, kann es ggf. unter der Medikation auch zu einer Unterzuckerung kommen. Dann sollten die Medikamente an Deine neue Stoffwechselsituation angepasst werden. Vielleicht kann die Dosierung reduziert werden oder die Einnahme sogar ganz entfallen. Dies aber immer nur unter ärztlicher Kontrolle und nach Rücksprache mit Deinem behandelnden Arzt/Deiner behandelnden Ärztin.

Hier also einige Tipps:

„Essen nach der inneren Uhr“

- ✓ Drei Mahlzeiten mit „Fastenperioden“ dazwischen (auch keine Süßgetränke/Säfte, besser Wasser und ungesüßten Kaffee/Tee). Fastenperioden heißt hier: etwa 3–4 Stunden Nahrungskarenz zwischen den Mahlzeiten.
- ✓ Lieber nach drei Hauptmahlzeiten satt sein, als kleine Mahlzeiten mit Snacks zwischendurch zu sich nehmen.
- ✓ Drei Mahlzeiten am Tag mit der größten Mahlzeit am Morgen und einer möglichst frühen letzten Mahlzeit, spätestens etwa drei Stunden vor dem Schlafengehen.

„Der kleine Hunger zwischendurch“

- ✓ Eine eiweißreiche Mahlzeit hält länger satt, ebenso eine ballaststoffreiche Mahlzeit.
- ✓ Lieber an den Hauptmahlzeiten satt essen.
- ✓ Wenn sich doch mal zwischendurch der „kleine Hunger“ meldet, erst mal ein Glas Wasser/ungesüßten Tee trinken und abwarten. Manchmal lässt sich der „kleine Hunger“ bis zur nächsten Hauptmahlzeit auch so beruhigen.
- ✓ In sich hineinhören: Ist es wirklich „Hunger“ oder nur „Appetit“, weil z. B. der Duft aus der Imbissbude so verführerisch ist?

- ✓ Manchmal hilft Zähneputzen: Der Minzegeschmack in der Zahnpasta lässt den Appetit gelegentlich wieder etwas abklingen.
- ✓ Nimmst Du blutzuckerregulierende Medikamente oder Insulin ein? Dann achte darauf, ob der Hunger zwischendurch nicht auch auf eine Unterzuckerung hindeuten kann. Wann und was hast Du das letzte Mal gegessen? Ggf. den Blutzucker kontrollieren. Bei Unterzuckerung – essen! Mit dem Arzt/ der Ärztin die Medikation besprechen und ggf. auf die veränderte Ernährungsweise anpassen.

„Mahlzeit“

- ✓ Abwechslungsreich kochen mit vorwiegend pflanzlichen Anteilen.
- ✓ Mit Fetten/Ölen eher sparsam umgehen – dabei pflanzliche Öle bevorzugen.
- ✓ Ballaststoffe sind Dein bester Freund und Helfer.
- ✓ MINDESTENS 650 g Obst und Gemüse pro Tag – besser MEHR (davon zwei Drittel Gemüse und ein Drittel Obst).
- ✓ Mach Deinen Teller bunt – iss täglich von jeder Farbe etwas: weiß – rot – orange – blau/violett – grün (und nein, damit meine ich NICHT die bunten Gummibärchen).
- ✓ Iss abwechslungsreich!

- ✓ Gute Eiweißlieferanten sind Milch und Milchprodukte – insbesondre Quark und Skyr. Aber auch Fisch und Fleisch. Fleisch maximal 300–600 g/Woche (hierbei auf Fett achten). Fisch ein bis zweimal in der Woche – auch wegen der Omega-3-Fettsäuren.
- ✓ Hülsenfrüchte bieten nicht nur Ballaststoffe, sondern auch eine ganze Menge pflanzliches Eiweiß. Außerdem Vitamine und sekundäre Pflanzenstoffe. Und das alles mit wenig Fett. Sie sind wahre Superfoods.
- ✓ Trink reichlich, mindestens 2 l über den Tag verteilt – am besten überwiegend Wasser, abwechselnd mit ungesüßtem Tee/Kaffee.
- ✓ Süße Lebensmittel erhöhen den Blutzuckerspiegel nicht so stark, wenn sie im Rahmen einer Mahlzeit zusammen mit eiweiß-, ballaststoffreichen oder fetthaltigen Lebensmitteln gegessen werden. Dennoch: süßes nur sparsam essen, dafür aber genießen.
- ✓ Den Nachtisch am besten direkt nach der Hauptmahlzeit verzehren und dann wieder eine Essenspause von 3–4 Stunden einlegen.

„Fertiglebensmittel"

- ✓ Mehr frische oder wenig verarbeitete Lebensmittel verwenden.

- ✓ Bei der eigenen Zubereitung mit frischen Lebensmitteln hast Du die Kontrolle über die Zutaten und nicht die Lebensmittelindustrie.
- ✓ Achte bei gekauften fertigen Lebensmitteln auf die Nährwerttabelle und die Zutatenliste.
- ✓ Achte auf versteckten Zucker auch in herzhaften Lebensmitteln.
- ✓ Vorsicht ist insbesondere auch bei vermeintlich „gesunden“ Lebensmitteln wie z. B. Müsliriegel geboten.
- ✓ Auch das „dunkle“ Brot vom Bäcker enthält nicht automatisch Vollkorn. Frag besser nach. Unter Umständen kann es auch nur mit Malzextrakt dunkel eingefärbt sein.
- ✓ Tiefkühlgemüse enthält mehr Nährstoffe als Gemüse aus der Dose.

„Alternativen“

- ✓ Anstatt zuckerreiche Obstarten wie Bananen, Weintrauben und Trockenfrüchte lieber Früchte wie Kirschen, Beeren, Pflaumen oder Äpfel essen.
- ✓ Statt gekauftem Fruchtjoghurt lieber einen Naturjoghurt mit frischen Früchten.
- ✓ Statt einer Fertigsalatsauce lieber eine Vinaigrette aus Essig und Öl.
- ✓ Statt Fertigmüsli lieber eine eigene Müslimischung mit ungezuckerten Zutaten.

- ✓ Statt Smoothie zu trinken lieber das ganze Obst und Gemüse knabbern.
- ✓ Statt Weißmehlprodukte lieber Vollkornvarianten – gerne auch fein vermahlen – frag den Bäcker Deines Vertrauens, ob er auch fein vermahlene Vollkornbackwaren im Sortiment hat, wenn Du die ganzen Körner im Brot nicht magst.
- ✓ Anstatt Kohlenhydrate pur lieber in Kombination mit Fett und Eiweiß. (Beispiel: Statt Nudeln mit Tomatensauce lieber Nudeln mit Fleisch und Gemüse (es dürfen auch Tomaten dabei sein, wenn Du die Tomatensauce vermisst) oder Reis mit Fisch und Salat.)
- ✓ Statt Butter lieber Frischkäse – spart Fett ein.
- ✓ Auch Sahnesaucen kann man statt mit Sahne mit Frischkäse cremig machen.

„Die Süßschwelle senken"

- ✓ Tee oder Kaffee schrittweise mit immer weniger Zucker trinken, bis hin zu ganz zuckerfrei.
- ✓ Das funktioniert auch bei selbst gemachtem Fruchtjoghurt mit frischen Früchten (z. B. Beeren) – vielleicht klappt es ja dann auch ganz ohne Zucker-/Honigzusatz?
- ✓ Beim Backen die Zuckermenge reduzieren – Alternativ kann als Zuckerersatz beim Backen

auch Erythrit verwendet werden. Der wird nicht verstoffwechselt. Weil Erythrit weniger süß ist als Zucker, brauchst Du davon ggf. etwas mehr. Ich würde allerdings den Zucker nicht komplett mit Erythrit ersetzen, da Erythrit allein eine „kühles“ Gefühl im Mund hinterlässt. Ich habe experimentiert und für mich herausgefunden, dass etwa ein Viertel Zucker und drei Viertel Erythrit eine gute Mischung ist. Du kannst aber Dein eigenes Mischungsverhältnis selbst austesten.

„Bewegung“

- ✓ 10 000 Schritte täglich sind eine gute Präventionsmaßnahme.
- ✓ Bau allgemein mehr Bewegung in Deine tägliche Routine ein: z. B. die Treppen nehmen, statt des Aufzugs; Erledigungen zu Fuß oder mit dem Fahrrad machen.

„Mikronährstoffe“ und regelmäßige Kontrollen

- ✓ Regelmäßig den Vitamin-B12- und den Homocysteinspiegel beim Hausarzt/bei der Hausärztin kontrollieren lassen, insbesondere bei Einnahme von Metformin oder Säureblockern. Aussagekräftiger als der direkte Vitamin-B12-Blutwert ist die Messung der

Vitamin-B12-Stoffwechselprodukte (Holotranscobalamin und Methylmalonsäure).
    - ✓ Ggf. Vitamin B12 ergänzen.
- ✓ Kontrolle des Vitamin-D-Status, dieser sollte im Normbereich liegen (25(OH)D: 40–60 ng/ml).
    - ✓ Ggf. Vitamin D ergänzen
- ✓ Kontrolle vom Magnesium-Status, dieser sollte im Normbereich liegen.
    - ✓ Ggf. Magnesium ergänzen.
- ✓ Bespreche Deine Ernährungsumstellung und mehr Bewegung mit Deinem behandelnden Arzt/ Deiner behandelnden Ärztin – ggf. die Medikation anpassen.

12.1 Nahrungsergänzung sinnvoll?

Das Thema „Nahrungsergänzungen“ wird auch in Fachkreisen kontrovers diskutiert. Am besten und natürlichsten ist es, wenn der Bedarf an Nährstoffen über die Ernährung zugeführt werden kann. In den natürlichen Lebensmitteln ist das Verhältnis der Nährstoffe zueinander sowie deren Kombination ausgewogen. Mit dem Obst beispielsweise, essen wir ja nicht nur das Vitamin C allein, vielmehr enthält es auch eine ganze Reihe anderer Vitamine und weiterer Nährstoffe, wie Mineralstoffe und sekundäre Pflanzenstoffe, Ballaststoffe und Wasser. Und, Du hast gesehen, es sind nicht die einzelnen Vitamine oder andere Mikronährstoffe allein für sich genommen, die wichtig für die Gesundheit sind. Es sind eher die Vielfalt sowie die Kombination als auch die Ausgewogenheit, die die gesundheitliche Wirkung ausmachen.

Daher ist, in meinen Augen, die natürliche Ernährung einer Ergänzung mit Einzelpräparaten vorzuziehen. Es gibt jedoch Situationen, in denen die Ernährung allein unter Umständen nicht ausreicht. Wenn beispielsweise der Nährstoffbedarf höher ist (zum Beispiel bei Erkrankungen, Medikamenteneinnahme, Wachstum, Schwangerschaft, Stillzeit etc.). Oder wenn die Ernährung zu Teilen nicht ausgewogen alle Inhaltsstoffe beinhaltet. In diesen Fällen kann man über eine Nahrungsergänzung nachdenken. Aber: Wie es der Name schon sagt, ist es eine ERGÄNZUNG der natürlichen Ernährung und kein Ersatz für ein dauerhaft unausgewogenes Essverhalten

- ✓ Kannst Du Deinen Nährstoffbedarf nicht allein über die Ernährung decken, dann solltest Du über eine Nahrungsergänzung nachdenken.

12.1.1 Worauf ist bei einer Nahrungsergänzung zu achten?

- ✓ Am besten ist es, wenn die Ergänzung so natürlich wie möglich zusammengesetzt ist – aber Achtung! Auch natürliche Produkte können schädlich oder giftig sein – nicht nur bestimmte Pilze.
- ✓ Nahrungsergänzungsmittel sollten aus Gemüse, Obst, Kräutern und anderen natürlichen Quellen gewonnen werden, die in Anbau und Verarbeitung ohne chemische Zusätze auskommen.
- ✓ Im Optimalfall beinhalten sie nicht nur den Nährstoff allein, sondern auch die sekundären Pflanzenstoffe.
- ✓ Vorsicht bei Werbeversprechen im Internet und Präparaten unklarer Herkunft. Unter Umständen können Nahrungsergänzungsmittel überdosiert sein sowie nicht zugelassene Wirkstoffe oder Schadstoffe enthalten (z. B. Ethylendioxid = ein in Europa nicht zugelassenes krebserregendes Pflanzenschutz- und Begasungsmittel).

Wenn Du mich fragst, welche Präparate geeignet sind, möchte ich in diesem Buch weder Vorgaben, noch Werbung machen. Ich kann Dir allerdings meine Erfahrungen mit dem, was ich für mich entdeckt habe, mitteilen. Meine ganz persönliche Empfehlung findest Du auf meiner Homepage:

 https://genuss-gesund.de/

Wie Du siehst, sind Gesundheit und Ernährung ein weites Feld, wobei die neuen Erkenntnisse noch lange nicht erschöpft sind. Die Forschung arbeitet immer weiter.

Das „esst mehr Obst und Gemüse" ist also die kurze Zusammenfassung des Ganzen und es kommt jetzt darauf an, das Wissen nun auch in die Tat umzusetzen. Ich hoffe, ich konnte Dir mit diesem Buch auch ein wenig näher bringen, warum und wie Dein Essen auch zu Deiner Gesundheit beitragen kann und wünsche Dir viel Spaß beim Essen, beim Gesundwerden und -bleiben.

Abbildungsverzeichnis

Stichwortverzeichnis

A

B

C

D

E

F

G

H

I

K

O

P

R

S

ß

S

T

U

V

W

Z

A

Literaturverzeichnis

Adipositas - stärkster Risikofaktor für Diabetes Typ 2. (15. September 2017). Abgerufen am 04. März 2022 von diabetes DE - deutsche Diabetes Hilfe: <https://www.diabetesde.org/pressemitteilung/adipositas-staerkster-risikofaktor-diabetes-typ-2-0?ihre-hilfe/spende>

Ahima, R. S., & Flier, J. S. (2000). Leptin. *Annual Reviev of Physiology*, S. 413 - 437. doi:org/10.1146/annurev.physiol.62.1.413

Arndt, S. (20. September 2021). *Das Frucotoseparadoxon einer gesunden Ernährung.* Abgerufen am 24. Februar 2022 von Medical Tribune cme-Fortbildung - Diabetes mellitus - update Ernährung: https://www.medical-tribune.de/fortbildung/cme-online-fortbildungen/fortbildung/typ-2-diabetes-mellitus-update-ernaehrung/?no_cache=1&cHash=019746860a688e962640fe92d4a37aae

Ärzteblatt, D. (Hrsg.). (04. November 2022). Personalisierte Ernährung - Neue Konzepte notwendig. *Deutsches Ärzteblatt, 44*(119). Abgerufen am 04. November 2022 von https://epaper.aerzteblatt.de/collection/de.aerzteblatt.dae.y2022.i44/article/de.aerzteblatt.dae.y2022.i44.a228295

Ärzteblatt, D. (Hrsg.). (Januar 2022). Senkung der Mortalität - Radfahren Effektiv. *Perspektiven der Diabetologie - Deutsches Ärzteblatt*(1/2022).

Backes, G. (November 2018). Polyphenole können präventiv auf Inzidenz von Diabetes mellitus Typ 2 wirken. *DGE-Info*. Abgerufen am 13. April 2022 von https://www.dge.de/fileadmin/public/doc/fm/dgeinfo/DGEInfo-11-2018-S162-S165-Polyphenole-DM.pdf

Bannert, A. (2021). Chronobiologie - Essen im Takt. *Focus Gesundheit - Einfach gut leben*(01/2021).

Barabási, A. L., Menchietti, G., & Loscalzo, J. (Januar 2020). The unmapped chemical complexity of our diet. *nature food*(1), S. 33 - 37. doi:doi.org/10.1038/s43016-019-0005-1

Bechthold, A. (12. Mai 2022). *UPFs Hochverarbeitete Lebensmittel - Ihre Rolle für die menschliche und planetare Gesundheit.* Abgerufen am 15. Oktober 2022 von DGE - Deutsche Gesellschaft für Ernährung e.V.: https://dge.de/blog/2022/05/12/hochverarbeitete-lebensmittel/

Belda, E., Voland, L., Tremaroli, V., Falony, G., & et.al. (11. Januar 2022). Impairment of gut microbial biotin metabolism and host biotin status in severe obesity: effect of biotin and prebiotic supplemetation on improved metabolism. *Gut*. doi:10.1136/gutjnl-2021-325753

BfR - Bundesinstitut für Risikobewertung. (06. März 2009). *Erhöhte Aufnahme von Fructose ist für Diabetiker nicht empfehlenswert.* Abgerufen am 08. November 2022 von BfR - Bundesinstitut für Risikobewertung: https://www.bfr.bund.de/cm/343/erhoehte_aufnahme_von_fruktose_ist_fuer_diabetiker_nicht_empfehlenswert.pdf

BfR-Bundesinstitut für Risikobewertung. (kein Datum). *Gesundheitliche Bewertung von Fettsäuren*. Abgerufen am 19. Oktober 2022 von BfR-Bundesinstitut für Risikobewertung: https://www.bfr.bund.de/de/gesundheitliche_bewertung_von_fettsaeuren-54422.html

Biesalski, H. K. (2017). *Unsere Ernährungsbiografie.* München: Knaus-Verlag.

Biesalski, H. K. (2019). *Vitamine, Spurenelemente und Minerale - Indikation, Diagnostik, Therapie* (2. Ausg.). Stuttgart: Georg Thieme Verlag.

Biesalski, H. K., & Graf, C. (2018). *Ernährung und Bewegung.* Springer-Verlag.

Biesalski, H. K., & Grimm, P. (2011). *Taschenatlas Ernährung* (5. Ausg.). Stuttgart: Thieme Verlag.

Bischoff, A. (10. April 2022). *Hochprozessierte Lebensmittel - Die Rache der schnellen Küche.* Abgerufen am 24. November 2022 von Medical Tribune: https://www.medical-tribune.de/medizin-und-forschung/artikel/die-rache-der-schnellen-kueche

Blass, S., & Krenzel, A. (2021). *Wundheilung und Ernähurng Teil 2.* (cme-Verlag, Hrsg.) Abgerufen am 31. Januar 2022 von cme-Kurs: https://www.cme-kurs.de/kurse/wundheilung-und-ernaehrung-teil-2/

Bolte, L. A., & et.al. (02. April 2021). Long-Term dietary patterns are associated with pro- inflammatory and anti-inflammatory features of the gut microbiome. *Gut.* doi:10.1136/gutjnl-2020-322670

Bundesärztekammer et al. (2021). *Nationale Versorgungsleitlinien - Typ-2-Diabetes mellitus - Patientenblatt. Wie soll der Blutzucker eingestellt sein?* Abgerufen am 30. März 2022 von https://www.patienten-information.de/medien/patientenblaetter/diabetes-hba1c.pdf

Burgerstein, L. (2002). *Burgersteins Handbuch Nährstoffe.* Stuttgart: Haug-Verlag.

Cunningham, A. L., Stephens, J. W., & Harris, D. A. (6. August 2021). Gut microbiota influence in type 2 diabetes mellitus (T2DM). *Gut pathogens*(13 (1):50). doi:doi: 10.1186/s 13099-021-00446-0

Dambha-Miller, H., Day, A. J., Strelitz, J., Irving, G., & Griffin, S. J. (28. August 2019). Behaviour change, weight loss and remission of Type 2 diabetes: a communitiy-based prospective cohort study. *DIABETIC Medicine, 37*, S. 681 -688. doi:10.1111/dme.14122

Dambha-Miller, H., Hounkpatin, H., Stuart, B., & Farmer, A. (October 2021). Association between weight change and remission of type 2 diabetes: a retrospective cohort study in primary care. *Practical Diabetes, 8*, S. 8 -14 a. doi:https://doi.org/10.1002/pdi.2355

Damião, C. P., & Rodrigues, A. O. (03. Juni 2016). *Prevalence of vitamin B12 deficiency in type 2 diabetic patients using metformin: a cross-sectional study.* doi: 10.1590/1516-3180.2015.01382111

Davie, S. J., Gould, B. J., & Yudkin, J. S. (Feb. 1992). Effect of vitamin C on glycosylation of proteins. *Diabetes*, S. 167 - 173. doi:10.2337/diab.41.2.167.

DDG, D. D., & Diabetes, D. D.-d. (Hrsg.). (14. November 2020). *Deutscher Gesundheitsbericht Diabetes 2021 - Die Bestandsaufnahme*. Abgerufen am 04. März 2022 von https://www.deutsche-diabetesgesellschaft.de/fileadmin/user_upload/06_Gesundheitspolitik/03_Veroeffentlichungen/05_Gesundheitsbericht/20201107_Gesundheitsbericht2021.pdf

Defèr, A. (23. Februar 2022). *Vitamin D: Defizite erkennen und erfolgreich behandeln*. Abgerufen am 22. März 2022 von cme-Kurs: https://www.cme-kurs.de/lektionen/vitamin-d-defizite-erkennen-und-erfolgreich-behandeln/

Deutsche Diabetes Hilfe. (2022). Abgerufen am 21. Februar 2022 von diabetes.DE: https://www.diabetesde.org/ueber_diabetes/was_ist_diabetes_/diabetes_in_zahlen?ihre-hilfe/spende

DGE - Ausgewählte Fragen und Antworten zu Magnesium. (Januar 2022). Abgerufen am 31. März 2022 von DGE - Deutsche Gesellschaft für Ernährung e.V.: https://www.dge.de/wissenschaft/faqs/ausgewaehlte-fragen-und-antworten-zu-magnesium/#c11871

DGE - Ausgewählte Fragen und Antworten zu Vitamin D. (22. Oktober 2012). Abgerufen am 31. März 2022 von DGE - Deutsche Gesellschaft für Ernährung e.V.: https://www.dge.de/wissenschaft/faqs/vitamin-d/

DGE - Ausgewähte Fragen und Antworten zu den Referenzwerten für die Nährstoffzufuhr allgemein. (Februar 2015). Abgerufen am 23. Oktober 2022 von DGE Deutsche Gesellschaft für Ernährung e.V.: https://www.dge.de/fileadmin/public/doc/ws/faq/FAQs-Referenzwerte-allgemein.pdf

DGE - Referenzwerte für Vitamin C. (2015). Abgerufen am 26. April 2022 von DGE -Deutsche Gesellschaft für Ernährung e.V.: https://www.dge.de/wissenschaft/referenzwerte/vitamin-c/?L=0

DGE - sekundäre Pflanzenstoffe und ihre Wirkung auf die Gesundheit - Eine Aktualisierung anhand des Ernährungsberichtes 2012. (12 2014). Abgerufen am 02. Februar 2022 von Deutsche Gesellschaft für Ernährung e.V.: https://www.dge.de/wissenschaft/weitere-publikationen/fachinformationen/sekundaere-pflanzenstoffe-und-ihre-wirkung/

DGE. (2015). *Ausgewählte Fragen und Antworten zu Thiamin.* Abgerufen am 24. Januar 2022 von DGE - Deutsche Gesellschaft für Ernährung e.V.: https://www.dge.de/wissenschaft/faqs/thiamin/

DGE. (Februar 2015). *DGE-Ausgewählte Fragen und Antworten zu Referenzwerten allgemein.*

Abgerufen am 23. Oktober 2022 von DGE - Deutsche Gesellschaft für Ernährung e.V.: https://www.dge.de/fileadmin/public/doc/ws/faq/FAQs-Referenzwerte-allgemein.pdf

DGE. (Juli 2019). *Ausgewählte Fragen und Antworten zu Zink*. Abgerufen am 13. April 2022 von DGE - Deutsche Gesellschaft für Ernährung e.V.: https://www.dge.de/wissenschaft/faqs/zink/

DGE- Ausgewählte Fragen und Antworten zu Ballastsoffen. (Nov. 2021). Abgerufen am 10. März 2022 von DGE-Deutsche Gesellschaft für Ernährung e.V.: https://www.dge.de/wissenschaft/faqs/ausgewaehlte-fragen-und-antworten-zu-ballaststoffen/

Diabinfo- das Diabetesinformationsportal. (2022). Abgerufen am 21. Februar 2022 von https://www.diabinfo.de/zahlen-und-fakten.html

Donath, M. (2020). *Wie Interleukin 1 beta den Glucosestoffwechsel beeinflusst und was das für die Therapie bedeutet*. (R. P. AG, Herausgeber) Abgerufen am 16. Februar 2022 von Rosenfluh: https://www.rosenfluh.ch/doxmedical-2020-01/wie-interleukin-1beta-den-glukosestoffwechsel-beeinflusst-und-was-das-fuer-die-therapie-bedeutet

Ernährung, D. -D. (Juli 2019). *DGE - Ausgewählte Fragen und Antworten zu Zink.* Abgerufen am 21. Oktober 2022 von DGE- Deutsche Gesellschaft für Ernährung e.V.: https://www.dge.de/fileadmin/public/doc/ws/faq/FAQs-Zink.pdf

Fasshauer, M., Klein, J., Blüher, M., & Paschke, R. (20. Dezember 2004). Adipokine; Mögliches Bindeglied zwischen Insulinresistenz und Adipositas. *Deutsches Ärzteblatt, Jg. 101*(Heft 51-52).

Fett, M. (01. Juni 2021). *Individualisierte Therapie: Präzisionsmedizin in der Diabetologie*. Abgerufen am 25. April 2022 von Medical Tribune: https://www.medical-tribune.de/medizin-und-forschung/artikel/individualisierte-therapie-praezisionsmedizin-in-der-diabetologie

Foster-Schubert, K. E., Overduin, J., Prudom, C. E., Liu, J., & Callahan, H. S. (2008). Acyl and total Ghrelin are suppressed strongly by ingested proteins, weakly by lipids and biphasically by carbohydrates. *The Journal of clinical endocrinology and metabolism*(93 (5)), S. 1971 - 1979. doi:doi.org/10.1210/jc.2007-2289

Füchtenbusch, M. (20. September 2021). *Essen ist mehr als "essen": Die Rolle von ultraprozessierten Nahrungsmitteln.* Abgerufen am 24. Februar

2022 von Medical Tribune cme-Fortbildung: https://www.medical-tribune.de/fortbildung/cme-online-fortbildungen/fortbildung/typ-2-diabetes-mellitus-update-ernaehrung/?no_cache=1&cHash=019746860a688e962640fe92d4a37aae

Godar, D. E., Pope, S. J., Grant, W. B., & Holick, M. F. (1. Oct. 2011). Solar UV doses of adult Americans and vitamin D(3) production. *Dermatoendocrinology, 3 (4)*, S. 243 -250. doi:10.4161/derm.3.4.15292

Gröber, U. (2002). *Orthomolekulare Medizin* (2. Ausg.). Stuttgart: Wissenschaftliche Verlagsgesellschaft.

Gröber, U. (2006). *Mikronährstoffe - Beratungsempfehlungen für die Praxis* (2. Ausg.). Stuttgart: Wissenschaftliche Verlagsgesellschaft.

Gröber, U. (2009). *Interaktionen - Arzneimitel und Nährstoffe.* Stuttgart: Wissenschaftliche Verlagsgesellschaft.

Gröber, U. (2011). *Mikronährstoffe Metabolic Tuning - Prävention - Therapie* (3. Ausg.). Stuttgart: Wissenschaftliche Verlagsgesellschaft.

Gröber, U. (2012). *Arzneimittel und Mikronährstoffe, Medikationsorientierte Supplementierung* (2.

Ausg.). Stuttgart: Wissenschaftliche Verlagsgesellschaft.

Gröber, U. (2020). *Mikronährstoff-Beratung Indikationen - Ein Arbeitsbuch.* Stuttgart: Wissenschaftliche Verlagsgesellschaft.

Gröber, U., & Holick, M. F. (2020). *Vitamin D - Die Heilkraft des Sonnenvitamins* (4. Ausg.). Stuttgart: Wissenschaftliche Verlagsgesellschaft.

Gröber, U., & Kisters, K. (2010). *Arzneimittel und Mikronährstoffe - Patientenratgeber.* Stuttgart: Deutscher Apotheker Verlag.

Gröber, U., & Kisters, K. (2016). *Gesundheit geht durch den Darm - Patientenratgeber.* Stuttgart: Wissenschaftliche Verlagsgesellschaft.

Gröber, U., & Kisters, K. (2017). *Arzneimittel als Mikronährstoffräuber* (2. Ausg.). Stuttgart: Wissenschaftliche Verlagsgesellschaft.

Gröber, U., & Kisters, K. (2017). *Besser durch die Diabetes-Therapie - Patientenratgeber* (3. Ausg.). Stuttgart: Wissenschaftliche Verlagsgesellschaft.

Gröber, U., & Kisters, K. (2017). *Mikronährstoff-Räuber: Arzneimittel - Patientenratgeber.* Stuttgart: Wissenschaftliche Verlagsgesellschaft.

Gröber, U., & Kisters, K. (2020). *Diabetes mellitus; Mikronährstoff-Räuber: Metformin.* Stuttgart: Wissenschaftliche Verlagsgesellschaft.

Gröber, U., & Kisters, K. (2020). *Vitamin D - Die Heilkraft des Sonnenvitamins; Patientenratgeber* (7. Ausg.). Stuttgart: Wissenschaftliche Verlagsgesellschaft.

Gröber, U., Kisters, K., & Schmidt, J. (August 2014). Mikronährstoffe in der Diabetologie - Komplementäre Medizin: Update 2014. *MMP - Medizinische Monatsschrift für Pharmazeuten*(37).

Hall, K. D., Ayuketah, A., Brychta, R., Cai, H., & Cassimatis, T. (2. Juli 2019). Ultra-Processed Diets Cause Excess Calorie Intake and Weight Gain: An Inpatient Randomized Controlled Trial of Ad Libitum Food Intake. *Cell Metabolism*(30 (1)), S. 67 - 77.e3. doi:10.1016/j.cmet.2019.05.008

Hauner, H., & Schmidt-Tesch, S. (13. September 2021). *Funktionelle Darmerkrankungen: Ernährungsmanagement in der Praxis*. Abgerufen am 08. März 2022 von cme-Kurs: https://www.cme-kurs.de/lektionen/funktionelle-darmerkrankungen-ernaehrungsmanagement-in-der-praxis/

IMD Labor Berlin. (kein Datum). (IMD, Institut für medizinische Diagnostik Berlin-Potsdam GbR) Abgerufen am 15. März 2022 von Advanced Glycation Endprodukcts (AGEs): https://www.imd-berlin.de/fachinformationen/diagnostikinformationen/advanced-glycation-endproducts-ages

Jünemann, A. G. (2021). *Einfluss des Homocysteins auf die altersbedingte Makuladegeneration (AMD)*. (cme-Verlag, Herausgeber) Abgerufen am 03. Februar 2022 von cme-Kurs: https://www.cme-kurs.de/lektionen/einfluss-des-homocysteins-auf-die-altersbedingte-makuladegeneration-amd/

Keim, U. (2021). *Die Vitamin B6, B12 und Folsäure - Synergismus im zellulären Stoffwechsel*. (cme-Verlag, Hrsg.) Abgerufen am 19. Januar 2022 von cme-kurs: https://www.cme-kurs.de/kurse/die-vitamine-b6-b12-und-folsaeure-synergismus-im-zellulaeren-stoffwechsel/

Kemper, M. (17. Juli 2021). *Erschöpfungssymptomatik infolge Vitamin B-Mangels*. Abgerufen am 17. März 2022 von cme-Kurs: https://www.cme-kurs.de/lektionen/erschoepfungssymptomatik-infolge-vitamin-b-mangels/

Kern, W. (20. September 2021). *Typ-2 Diabetes mellitus - Update Ernährung*. (MedTrix, Herausgeber)

Abgerufen am 24. Februar 2022 von Medical Tribune - cme Fortbildung: https://www.medical-tribune.de/fortbildung/cme-online-fortbildungen/fortbildung/typ-2-diabetes-mellitus-update-ernaehrung/?no_cache=1&cHash=019746860a688e962640fe92d4a37aae

Kisters, K. (2021). *B6, B12 und Folsäure- Bedeutung der Tiras für den Stoffwechsel.* (cme-Verlag, Hrsg.) Abgerufen am 21. Januar 2022 von cme-kurs: https://www.cme-kurs.de/kurse/b12-b6-und-folsaeure-trias/

Kreutzkamp, B. (28. November 2019). *10% Abspecken führt Typ-2-Diabetiker in Remission*. Abgerufen am 25. April 2022 von Medical Tribune: https://www.medical-tribune.de/medizin-und-forschung/artikel/10-abspecken-fuehrt-typ-2-diabetiker-in-remission

Lebensmittelinformationsverordung der EU vom November 2011. (25. Oktober 2011). Abgerufen am 26. April 2022 von EUR-Lex - Der Zugang zum EU-Recht: https://eur-lex.europa.eu/legal-content/DE/TXT/PDF/?uri=CELEX:32011R1169&from=DE

Lenzen-Schulte, M. (28. Oktober 2022). Parkinson, Covid-19 und Anti-Aging; Neue Indikationen für

Probiotika. *Deutsches Ärzteblatt, 43*(119). Abgerufen am 28. Oktober 2022 von https://www.aerzteblatt.de/archiv/228219/Parkinson-COVID-19-und-Anti-Aging-Neue-Indikationen-fuer-Probiotika

Linnebank, M. (2022). *Die Bedeutungd der Vitamine B6, B12 und Folat für den Erhalt der kognitiven Leistungsfähigkeit.* Abgerufen am 23. November 2022 von cme-Kurs: https://www.cme-kurs.de/lektionen/bedeutung-von-b6-b12-folat-fuer-den-erhalt-der-kognitiven-leistungsfaehigkeit/

Lorenz, J. (16. Juni 2021). Gesunde Ernährung unterstützt das Darmmikrobiom bei CED. *Medical Tribune*. Abgerufen am 04. April 2022 von https://www.medical-tribune.de/medizin-und-forschung/artikel/gesunde-ernaehrung-unterstuetzt-das-darmmikrobiom-bei-ced/

Lorenz, J. (23. März 2022). Adipositas - Darmmikrobiom als Ansatzpunkt für die Therapie? *Medical Tribune*. Abgerufen am 04. April 2022 von https://www.medical-tribune.de/medizin-und-forschung/artikel/darmmikrobiom-als-ansatzpunkt-fuer-die-therapie/

Micke, O., Vormann, J., Classen, H.-G., & Kisters, K. (2020). Magnesium: Bedeutung für die

Hausärztliche Praxis - Postitionspapier der Gesellschaft für Magnesium-Forschung e.V. *Deutsche medizinische Wochenschrift*(145), S. 1628 - 1634. Abgerufen am 24. Februar 2022 von https://www.thieme-connect.com/products/ejournals/pdf/10.1055/a-1166-7229.pdf

Paolisso, G., Balbi, V., Volpe, C., Varricchio, G., & Gambardella, A. (1995). Metabolic benefits deriving from chronic vitamin C supplementation in aged non-insulin dependent diabetics. *Journal of the American College of Nutrition*. doi:10.1080/07315724.1995.10718526

Perlmutter, D. (2016). *Scheiss Schlau - wie eine gesunde Darmflora unser Hirn fit hält.* mosaik-Verlag.

Raschka, C., & Ruf, S. (2018). *Sport und Ernährung; Wissenschaftlich basierte Empfehlungen, Tipps und Ernährungspläne für die Praxis* (4. Auflage Ausg.). Stuttgart: Thieme-Verlag.

Reiners, K. (2021). *Vitamin B12-Mangel - Aktuelle Aspekte der Diagnostik und Therapie*. (MedTrix GmbH) Abgerufen am 21. März 2022 von Medical Tribune - Fortbildung: https://www.medical-tribune.de/fortbildung/cme-online-fortbildungen/cme/vitamin-b12-mangelaktuelle-aspekte-der-diagnostik-und-therapie/?no_cache=1&cHash=447bd2f846cbde76958c300eafee3798

Rieder, H. (1979). Enzym-Substrat-Beziehung zwischen Mg-ATP und "energy-linked" ATPasen. *Magnesium Bulletin*. Abgerufen am 23. Februar 2022 von http://www.magnesium-ges.de/jdownloads/Literatur/Rieder%20H./rieder_1979_enzym-substrat-beziehungen_zwischen_mg-atp.pdf

Ried-Larsen, M., Rasmussen, M. G., & Blond, K. (2021). Association of Cycling With All -Cause And Cardiovascular Disease Mortality Among Persons With Diabetes. The European Prospective Investigation Into Cancer an Nutriotion (EPIC) Study . *JAMA Intern Med.* doi:JAMA Intern Med. 2021;181(9):1196-1205. doi:10.1001/jamainternmed.2021.3836

Schlesinger , S., Neuenschwander, M., Barbaresko, J., & Lang, A. (Februar 2022). *Prediabetes and Risk of mortality, diabetes releated complications and comobidities: umbrella reviev of metaanalysis of prospective studies.* doi:https://doi.org/10.1007/s00125-021-05592-3

Schwarz, P. (2021). *Diabetes und Prävention - Dem Diabetes davonlaufen.* (cme-Verlag, Hrsg.)

Abgerufen am 21. Januar 2022 von cme-Kurs: https://www.cme-kurs.de/lektionen/diabetes-und-praevention-dem-diabetes-davonlaufen/

Seese, B. (2021). *Pathophysiologie der Adipositas.* (cme-Verlag, Hrsg.) Abgerufen am 31. Januar 2022 von cme-Kurs: https://www.cme-kurs.de/kurse/pathophysiologie-der-adipositas/

Seshadri, S., Beiser, A., & Selhub, J. (14. Februar 2002). Plasma Homocysteine as a Risk Factor for Dementia and Alzheimer's disease. *The New England Journal of Medicine*(7), S. 476 - 483. doi:10.1056/NEJMoa011613

Silbernagl, S., & Lang, F. (1998). *Taschenatlas der Pathopysiologie.* Stuttgart : Thieme Verlag.

Strobel, K. (16. April 2022). *Mikrobiom-Analyse. Über den Sinn von "Darm-Ökogrammen".* Abgerufen am 25. April 2022 von Medical Tribune: https://www.medical-tribune.de/medizin-und-forschung/artikel/ueber-den-sinn-von-darm-oekogrammen

Strunz, U., & Jopp, A. (2005). *forever young - geheimnis eiweiß* (2. Auflage Ausg.). München: WIlhelm Heyne Verlag.

Toeller, M. (2005). Evidenzbasierte Ernährungsempfehlungen zur Behandlung und

Prävention des Diabetes mellitus. *Diabetes und Stoffwechsel.* Abgerufen am 16. Februar 2022 von https://www.dge.de/fileadmin/public/doc/ws/EBL-Ernaehrung.pdf

Töpfer, K. (17. Februar 2022). *Fertiggerichte- Reizvoll aber ungesund.* Abgerufen am 26. März 2022 von Apotheken-Umschau: https://www.apotheken-umschau.de/gesund-bleiben/ernaehrung/ernaehrung-industrie/mogelpackungen-849333.html

Vormann, J. (2010). Physiologie und Pathophysiologie von Magnesium. *Schweizer Zeitschrift für Ernährungsmedizin.* Abgerufen am 23. Februar 2022 von https://www.rosenfluh.ch/media/ernaehrungsmedizin/2010/01/Physiologie_und_Pathophysiologie_von_Magnesium.pdf

Walle, H., Gröber, U., & Spitz, J. (2017). *Diabetes adé - Mach einfach mit!* Stuttgart: Wissenschaftliche Verlagsgesellschaft.

Wallerstorfer, D. (2021). *Die Macht unserer Gene - Wie Sie mit dem Wissen über Ihre Anlagen gesund bleiben.* Bastei Lübbe Verlag.

Widhalm, K. (Hrsg.). (2009). *Ernährungsmedizin.* Köln: Deutscher Ärzte-Verlag.

Danksagung

Ein Buch zu schreiben, ist etwas, das ich mir nie vorstellen konnte. Es erschien mir so unrealistisch, wie ein Meerschweinchen im Tütü, schließlich verstehe ich vom Schreiben ebenso viel, wie das besagte Meerschweinchen vom Ballett. Und doch brannte in mir der Wunsch, mein über die Jahre gesammeltes Wissen und die umfängliche Erfahrung über Gesundheit und Ernährung zusammenzufassen.
Nicht nur während meiner beruflichen ärztlichen Laufbahn, sondern auch in meinem privatem nächsten Verwandten-, Bekannten- und Freundeskreis sah ich, wie sich viele schwertun bei einem diagnostizierten Diabetes mellitus mit der Umstellung der bisherigen Lebens- und Ernährungsweise. Dies hat mich dazu bewogen, diesen Ratgeber zu verfassen.
Das ganze unkanalisierte Wissen lag vor mir, wie riesige Knäuel Informationsfäden. Ich begann einen der Fäden anzupacken und das undefinierte Knäuel aufzudröseln, ohne zu wissen, wo die Reise hingeht. Und so nach und nach entstand aus einem Wust an Informationen ein (hoffentlich) zusammenhängender und nachvollziehbarer Text, der andere inspiriert und dazu ermuntert, die Sorge um ihre Gesundheit selbst anzupacken.

Ich danke meinen Lieben, die mir den Rücken frei gehalten haben, damit ich schreiben kann. Ich danke Hubertus und Melissa für die vielen anregenden und mutmachenden Gespräche und ihre ehrliche Kritik bei der Erstkorrektur meines Manuskripts. Danke an Andreas und Heike für ihre Erstdurchsicht und für ihre Ermunterung, dass das, was ich zu Papier gebracht habe, auch für andere hilfreich sein kann.
Der Lektorin Frau Cornelia Caroline Funke danke ich für die professionelle Durchsicht und die Korrektur meines Manuskripts, die konstruktiven Einwände und die Unterstützung. Ihr habe ich zu verdanken, dass so mancher verschwurbelte Satz in einen lesbaren und verständlichen, zusammenhängenden Text verwandelt werden konnte.
Ich danke für all den Zuspruch und die anerkennenden Worte, die mir die Triebkraft gegeben haben, meinem inneren Antrieb zu folgen und trotz meiner Schreibunerfahrenheit den Mut gefunden habe, diesen Text zu verfassen. Ich danke allen Unterstützern in Wort, Rat und Tat.

Auch danke ich Dir, liebe Leserin, lieber Leser, dass Du bis zum Ende dabei geblieben bist, Dich von der Komplexität des Themas nicht hast abschrecken lassen und Dich hoffentlich von meinen Ideen inspirieren lässt.